壮医药文化概论

庞宇舟　主编

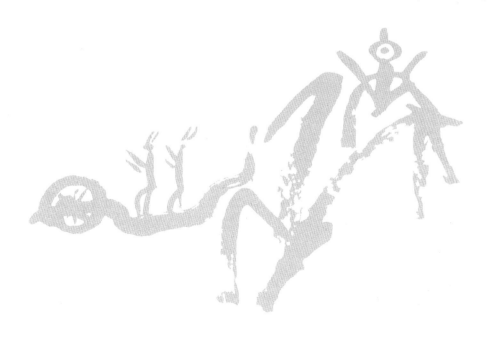

广西科学技术出版社

图书在版编目（CIP）数据

壮医药文化概论 / 庞宇舟主编. —南宁：广西科学
技术出版社，2017.4
ISBN 978-7-5551-0752-1

Ⅰ. ①壮… Ⅱ. ①庞… Ⅲ. ①壮族—民族医学—概论
Ⅳ. ①R291.8

中国版本图书馆CIP数据核字（2017）第 100287 号

壮医药文化概论
ZHUANGYIYAO WENHUA GAILUN

庞宇舟　主编

责任编辑：罗煜涛	责任校对：高海江
封面设计：韦宇星	责任印制：韦文印

出 版 人：卢培钊
出版发行：广西科学技术出版社
社　　址：广西南宁市东葛路 66 号　　　　邮政编码：530022
网　　址：http://www.gxkjs.com

经　　销：全国各地新华书店
印　　刷：广西大华印刷有限公司
地　　址：南宁市高新区科园路 62 号　　　　邮政编码：530007
开　　本：787 mm×1092 mm　1/16
字　　数：175 千字　　　　　　　　　　印　　张：10　　插页 8 页
版　　次：2017 年 4 月第 1 版
印　　次：2017 年 4 月第 1 次印刷
书　　号：ISBN 978-7-5551-0752-1
定　　价：36.00 元

主编简介

庞宇舟，二级教授，博士研究生导师，广西名中医。现任广西中医药大学副校长，国家中医药管理局重点学科（壮医学）学科带头人，广西优势特色重点学科（壮医学）学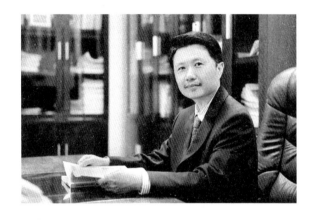科带头人，广西壮瑶药工程技术研究中心主任，广西高校（壮医方药基础与应用）重点实验室主任。兼任中央民族大学客座教授、世界中医药联合会药膳食疗专业委员会副会长、中国民族医药学会副会长、广西民族医药协会执行会长、广西中医药学会副会长、广西中医药学会中医内科专业委员会副主任委员、广西卫生标准化技术委员会中医壮瑶医专业副主任委员、广西民族医药协会壮医风湿病学专业委员会主任委员。是国家自然科学基金项目评审专家、中华中医药学会科学技术奖励评审专家、广西科技项目评估咨询专家、广西药品审评专家、广西民族药审评专家、广西壮瑶药协同创新中心专家、广西桂学研究会特聘研究员、民族医药博士后合作导师。

长期从事中医内科杂病、风湿病防治以及壮医理论与临床、壮药基础与应用、壮医药文化、壮医高等教育研究。2005 年 10 月创办广西中医学院（今广西中医药大学）壮医药学院并任首任院长，兼任壮医药研究所所长、民族医药研究与发展中心副主任。率先阐述了壮医毒论核心理论和壮医毒论"从毒求因、以毒论病、辨毒设法、解毒施治"四位一体应用理论，充实、发展了"毒虚致百病"的壮医病因病机学说，构建了"毒论—毒病—解毒法—解毒药"的壮医学术思想体系，突出了壮医学的特色和优势。临床上善于运用中医临床思维和壮医特色理论诊治风湿病和内科常见病、多发病。

　　近五年来，共主持包括国家自然科学基金课题、国家中医药管理局行业专项等国家和省部级科研项目 10 项，公开发表论文 60 多篇，出版教材、专著 2 部。获广西科学技术进步奖一等奖、二等奖、三等奖各 1 项，中华中医药学会科学技术奖三等奖 1 项，广西卫生适宜技术一等奖、二等奖各 1 项，广西高等教育自治区级优秀教学成果一等奖 1 项、二等奖 2 项，广西高校优秀教材一等奖 1 项。2007 年 6 月被国家中医药管理局、国家民族事务委员会授予首批"全国民族医药工作先进个人"称号。

《壮医药文化概论》编委会

主　编：庞宇舟

编　委（按姓氏笔画排序）：

王春玲　方　刚　李晶晶

宋　宁　莫清莲　唐振宇

曾振东　蓝毓营　薛丽飞

广西优势特色重点学科（壮医学）

2013 年广西哲学社会科学研究课题

"壮族医药文化遗产保护与传承研究"资助

序

　　壮族是我国少数民族中人口最多的一个民族，主要聚居在东起广东省连山壮族瑶族自治县，西至云南省文山壮族苗族自治州，南至北部湾，北达贵州省从江县，西南至中越边境的广大区域。

　　壮族历史悠久，源远流长。考古研究表明，距今 50000～10000 年的"柳江人""麒麟山人""白莲洞人""九头山人""都乐人""甘前人""荔浦人""灵山人""干淹人""九楞山人""隆林人"便是壮族的祖先。早在夏、商、周时代，壮族的先祖就有了专属于他们的称谓——"骆越"和"西瓯"。壮族是古代骆越和西瓯的后裔，系岭南百越民族的一个支系。自古以来，壮族及其先民就在华南-珠江流域生息繁衍。由于地处中原与华南地区、西南地区往来的交会处，长期的多民族杂居、交流与融合，使得其文化具有多元色彩。

　　古老的骆越民族，因其所处的自然环境和特定的生产方式，不仅创造了具有浓厚地域特色的稻作文化、铜鼓文化、干栏文化、山歌文化、崖壁画文化，而且创造了引以为豪的医药文化，它是现代壮医药的重要源头。

　　壮医药是壮族人民在漫长的历史长河中，在日常生活及与疾病做斗争的过程中不断摸索出来的医药经验的总结。壮医药文化作为壮族文化体系中的一种文化形态，虽然以其独特的民族形式和浓厚的地方特色早已客观存在，但是人们对其认识还处于模糊状态。壮医药虽然在本质上属于医学范畴，但是由于其具有较多的人文因素，因此应从文化学的角度，对壮医药文化进行深入的挖掘和剖析，揭示其概念、发展历程、文化特征、表现形态以及壮族文化对壮医药形成和发展的影响。

　　作者在长期研究的基础上，通过大量的调查和总结，编写了《壮医药文化概论》这本专著。该专著系统地阐述了壮医药文化的概念、壮医药文化的发展历程、壮医药文化的特征与表现形态以及与壮医药密切相关的壮族哲学宗教信仰文化、壮族稻作文化、壮族习俗文化、壮族歌谣文化、壮族节庆文化、壮族饮食文化、壮族人居文化、壮族舞蹈体育文化，分析了这些壮族文化与壮医药的关系，特别是对壮医药形成与发展的影响。该著作是迄今为止系统研究壮医药文化的第一部专著，对加深人们对壮医药的认识，传承和发展壮医药具有重要意义。

壮医药文化是壮族传统文化的重要组成部分，而壮族传统文化又反映了该民族历史发展的水平。壮族作为岭南地区的土著民族，特殊的自然生态环境和社会环境以及由此决定的生产方式，深刻地影响着壮族传统文化的形成和发展，并在很大程度上决定着壮族传统文化本身所具有的特点。正是因为壮族传统文化具有深厚的历史积淀和明显的民族及地域特征，所以使它成为民族地区发展的"软实力"，能够在民族地区经济建设和社会发展中发挥自己独特的作用。虽然从20世纪以来，我国发生了文化转型的重大历史演进，传统的民族文化受到了严峻的挑战，曾经严重动摇了民族的文化自信心和文化认同感，但是经过一个历史阶段的剧烈动荡和时间淘汰之后，多数人还是清醒地认为，传统的民族文化及其所包含的民族精神，不仅凝结成了它的过去，也可以孕育出新的未来。在历史发展的长河中，民族文化不仅是一个民族的气质所在，而且也是一个民族繁衍与发展的根系所在。壮族传统文化在壮族的发展进程中是根、是魂，更是民族的精神食粮，因此我们必须充分认清文化传承与发展的重要性。近年来，随着经济社会的不断发展进步，人民群众的物质文化生活得到极大丰富，壮族文化也正在呈现前所未有的喜人发展局面。对壮医药文化的研究，不仅有助于促进壮医药事业的发展，而且有助于弘扬中华文化，培养高度的文化自觉和文化自信，增强民族文化自尊心、自信心、自豪感，切实有效地增强壮族的向心力、凝聚力，从而使人们更加自觉地同祖国心连心，同呼吸，共命运，共同推动民族伟大复兴的中国梦早日实现。

值《壮医药文化概论》出版之际，欣然命笔，是为序。

黄汉儒

2016 年 12 月

（黄汉儒，壮族，著名壮医药学者，壮医学科和壮医理论奠基人，主任医师、教授、博士生导师，中国民族医药学会、中国民族医药协会原副会长，广西民族医药协会终身名誉会长，第八届全国人大代表，享受国务院特殊津贴专家）

前　言

　　著名的民俗学者钟敬文说过："一个民族的文化，是那个民族存在的标志。"与世界上所有智慧民族一样，壮族有着悠久的历史和灿烂的文化。壮族文化从远古走来，到现代仍然闪耀着智慧的光芒。当我们看到鲜艳的壮族服饰，听到动听的壮话、悠扬的山歌、激昂的铜鼓声，欣赏到欢快的竹杠舞、五彩的壮锦，品尝到美味的五色糯米饭……心中就会涌起一种强烈的自豪感，脑海中就会勾勒出一幅美丽的壮族文化画卷。

　　壮族文化包含了壮族人民精神生活、物质生活的方方面面，诸如宗教信仰、哲学思想、风俗习惯、医药卫生等。壮医药学的发展，与壮族传统文化也有着千丝万缕的联系。譬如，壮族宗教文化深受道教的影响，因此道教的"道法自然""天人合一"的哲学思想与壮医天、地、人"三气同步"学说有渊源；壮族的"万物波乜观"与壮医"阴阳为本"学说有异曲同工之妙；从壮族稻作文化、"龙王制水"的传统思想当中可以找到壮医"三道两路"学说的影子；从壮族药市、"三月三"歌圩、节日饮食、体育活动等民俗中，更是可以看到壮民族在医疗保健和养生方面的智慧。

　　我们认为，壮医药文化是壮族传统文化的重要组成部分，壮医药深深根植于壮族传统文化的土壤当中。正如笔者在《壮医药文化概念和内涵初探》一文中指出的："壮医药文化是壮医药与壮族各种文化交融、结合、渗透形成的产物。"壮族历史上没有规范通行的文字，于是壮医药文化就成了壮医药传承的重要载体之一。

　　基于以上认识，我们编撰了《壮医药文化概论》一书。本书共有十二章，主要从宗教信仰文化、稻作文化、民俗文化、歌谣文化、节庆文化、饮食文化、人居文化、舞蹈体育文化等方面，阐述壮族传统文化对壮医药的影响，探究壮族传统文化与壮医药的关系。本书编写分工如下：庞宇舟负责第一章、第二章，蓝毓营负责第三章，薛丽飞负责第四章，曾振东、方刚负责第五章、第七章，莫清莲负责第六章，唐振宇负责第八章，李晶晶负责第九章，宋宁负责第十章，王春玲负责第十一章、第十二章。全书最后由庞宇舟统稿和审定。

　　本书的出版主要面向壮医药爱好者和在校医学生。希望读者在学习壮族传统文化的同时，激发对壮医药文化的兴趣和爱好，以提高自己的人文素养，并为进一步研究壮医药的起源、发展，丰富壮医药内容提供资料。

　　壮族文化包罗万象，壮医药文化只是其冰山一角。由于本书篇幅有限，不能面面俱到，加上编者水平有限，难免有不足之处，希望读者在阅读过程中，提出宝贵意见，以便今后进一步补充修改完善。

2016 年 10 月于南宁

目录

第一章　绪论

第一节　壮医药文化的诠释

一、文化的含义

"文化"一词，应该说是当今世界上使用频率最高的词之一。"文化"一词源于拉丁语的"colere"，最初是指土地的耕耘和改良，后来逐步扩大，包含加工、修养、教育、文化程度和礼貌等多种含义。17世纪，德国法学家普芬多夫提出："文化是人的活动所创造的东西和有赖于人的社会生活而存在的东西的总和。"19世纪中叶是第一次文化热的时代，英国人类学家泰勒被公认为现代文化学的鼻祖。他在其著作《原始文化》中给文化下了定义："所谓文化或文明，乃是包括知识、信仰、艺术、道德、法律、习俗以及包括作为社会成员的个人而获得的其他任何能力、习惯在内的综合体。"

20世纪，各国关于文化的定义趋于多元。《法国大百科全书》认为，"文化是社会群体所特有的文明现象的总和""文化是一个复合体，它包括知识、信仰、艺术、道德、法律、习俗，以及包括作为社会成员的人所共有的一切其他规范和习惯"。德国1971年出版的《迈尔百科辞典》认为，文化是"人类社会在征服自然和自我发展中所创造的物质和思想财富"。1973年出版的《苏联大百科全书》认为，广义的文化"是社会和人在历史上一定的发展水平，它表现为人们进行生活和活动的种种类型和形式，以及人们所创造的物质和精神财富"，而狭义的文化"仅指人们的精神生活领域"。

我国著名学者梁漱溟先生在《中国文化要义》中说："文化之本义，应在经济、政治，乃至一切无所不包。"由此可见，文化的含义在本质上是比较宽泛的。目前，在我国对于文化有两种比较流行的定义：一是《辞海》的解释，广义指人类社会历史实践过程中所获得的物质、精神的生产能力和创造的物质财富、精神财富的总和，狭义指精神生产能力和精神产品，包括一切社会意识形式：自然科学、技术科学、社会意识形态。二是《现代汉语词典》的解释，文化是"人类在社会历史发展过程中所创造的物质财富和精神财富的总和，特指精神财富，如文学、艺术、教育、科学等"。

二、壮医药文化的概念

伟大的医学家巴甫洛夫曾经说过："有了人类，就有医疗活动。"医药是人类与生俱来的需求，每个民族在历史上都有自己的医学创造和医药积累。壮族是一个具有悠久历史和灿烂文化的民族，它源于我国南方古百越族的西瓯、骆越部族。考古发现，早在旧石器时代，壮族地区就有古人类活动。远古时期，壮族地区生存条件恶劣。唐代刘恂的《岭表录异》记载："岭表山川，盘郁结聚，不易疏泄，故多岚雾作瘴。人感之多病，腹胀成蛊。"在与疾病做斗争的过程中，壮族先民逐步积累了丰富的医药知识和经验，形成了独特的壮医药文化体系。

壮医药文化是壮族传统文化中与医药相关的精神文化、组织制度文化和物质文化的总和，是壮族先民的生理病理观、病因病机论、诊疗方法和与之相关的心理指向、符号标记、民风民俗和药物器具等物质或非物质的表现形态，是壮医药与壮族各种文化交融、结合、渗透形成的产物。

壮医药文化一方面是壮民族在历史上创造的医药文化，它对人体生命现象进行了观察和追踪，对人与自然的关系进行了思考与总结，本质上属于医学范畴，对本民族的生存繁衍做出了不可磨灭的贡献；另一方面，壮医药又蕴含了民族智慧、精神价值和思维方式等无形的内容，因而又具有较丰富的人文因素。总之，壮医药文化既有自然文化，又有人文文化；既有物质文化，又有非物质文化，还有非物质文化寓于物质文化之中难以分割的双重文化。

壮医药文化是壮民族创造的物质财富和精神财富之一，因此无疑也是人类文化特别是壮族文化的重要组成部分。

三、壮医药文化的基本类型

1. 精神文化

壮医药精神文化是壮医药哲学基础、生理病理观、治疗理念的反映，其核心部分是壮医药理论体系。

壮医药精神文化总的来说是唯物辩证的。

首先，就壮医对自然与人的认识而言，壮族先民认为，宇宙由天空、地面和水域"三界"组成，是客观物质的，而不是虚无缥缈的意识状态。人体相应地分为三部，人气与天地之气息息相通，"人不得逆天地"，人的生命周期受天地之气涵养和制约，天地之气是不断变化的，人作为万物之灵，对天地之气的变化有一定的主动适应能力。

其次，就壮医对人体生理病理认识而言，壮医认为，内脏、气、血、骨、肉是构成人体的主要物质基础。位于颅内和胸腔、腹腔内相对独立的实体都称为脏腑，没有很明确的"脏"和"腑"的区分观念。颅内容物壮语称为"坞"，含有统筹、思考和主宰精神活动的意思。如精神病出现精神症状，壮医统称为"坞乱"或"巧坞乱"，即总指挥部功能紊乱的意思。壮语称心脏为"咪心头"，有脏腑之首的意思。壮语称肺为"咪钵"，肝为"咪叠"，胆为"咪背"，肾为"咪腰"，胰为"咪曼"，脾为"咪隆"，胃为"咪胴"，肠为"咪虽"，膀胱为"咪小肚"，妇女胞宫为"咪花肠"。这些内脏各有自己的功能，共同维持人体的正常生理状态。当内脏实体受损伤或由于其他原因引起功能失调时，就会引起疾病。骨（壮语称为"夺"）和肉（壮语称为"诺"）构成人体的框架和形态，并保护人体内的脏器在一般情况下不受外部伤害。骨肉还是人体的运动器官。壮医认为，血液（壮语称为"勒"）是营养全身骨肉脏腑、四肢百骸的极为重要的物质，得天地之气而化生，赖天地之气以运行。壮医对气（壮语称为"嘘"）极为重视。气是动力，是功能，是人体生命活动力的表现。气虽然肉眼看不见，但是可以感觉得到。

壮族是我国最早种植水稻的民族之一，知道五谷禀天地之气以生长，赖天地之气以收藏，得天地之气以滋养人体。其进入人体得以消化吸收的通道称为"谷道"（壮语称为"条根埃"），主要是指食管和胃肠。水为生命之源，人体有水道进水、出水，与大自然发生最直接、最密切的联系。水道与谷道同源分流，在吸取水谷精微营养物质后，谷道排出粪便，水道主要排出汗、尿。气道是人体与大自然之气相互交换的通道，进出于口、鼻。三道畅通，调节有度，人体之气就能与天地之气保持同步协调平衡，即保持健康状态。三道阻塞或调节失度，则三气不能同步而疾病丛生。

壮医称龙路与火路是人体内虽未直接与大自然相通，但却能维持人体生机和反映疾病动态的两条极为重要的内封闭通路。壮族传统认为龙是制水的，龙路在人体内即是血液的通道（故有些壮医又称之为血脉、龙脉），功能主要是为内脏骨肉输送营养。龙路有干线及网络，遍布全身，循环往来，中枢在心脏。火为触发之物，其性迅速（"火速"之谓），感之灼热。壮医认为，火路在人体内为传感之道，即现代语言所说的"信息通道"。其中枢在"巧坞"。火路同龙路一样，有干线及网络，遍布全身，使正常人体能在极短的时间内感受外界的各种信息和刺激，并经中枢"巧坞"的处理，迅速做出反应，以此来适应外界的各种变化，实现"三气同步"的生理平衡。

壮族地区位于亚热带，山林茂盛，气候湿热，动植物腐败产生瘴毒，野生有毒的动植物和其他毒物尤多，如毒草、毒树、毒虫、毒蛇、毒水、毒矿等。无数中毒致病甚至死亡的实例和教训，使壮族先民对毒有着特别直接和深刻的感受。邪毒、毒物进入人体后，是否发病取决于人体对毒的抵抗力和自身解毒功能的强弱，即取决于人体内正气的强弱。另外，虚是壮医的两大致病因素之一，虚即正气虚或气血虚，虚既是致病的原因，同时也是病态的反映。毒和虚使人体失去常度而表现为病态。

最后，就壮医的治疗观念而言，在原始社会至封建社会时期，壮族先民不能对一些疾病进行合理解释，认为是鬼神作祟或受了毒咒，通过实施巫术可以驱邪除恶，这是客观唯心主义的反映。随着壮医对人体生理病理和病因病机认识的进一步深入，壮医对疾病的治疗逐步形成了"调气、解毒、补虚"的治疗原则，并有效地指导了临床治疗疾病。

2. 制度文化

壮医药制度文化主要包括壮医诊治方法、用药规则以及一些医药卫生习俗。

壮医诊治方法多样且富有特色。壮医认为，人体是一个高度协调的生命体，除病灶异常外，在身体的任何部分发生病变，都会在体表有所表征，通过观察体表和一些简单的测试可以推断疾病。壮医诊术可以分为望诊、闻诊、询诊、按诊、探诊等五大类以及目诊、脉诊、甲诊、指诊、腹诊、野芋头试诊、石灰水试诊等数十种具体诊法。壮医治疗方法可以分为草药内服、外洗、熏贴、佩药、骨刮、角疗、灸法、挑针等几十种方法。

壮族地区地处亚热带，气候温和，雨量丰沛，草木生长茂盛，四季常青，药物资源十分丰富。壮医喜欢就地取材，逐渐形成喜用鲜药的习惯，如仙人掌、蒲公英、鲜生地、鲜芦根、鲜石斛、鲜藿香等，这些药既可用于内服，又可用于外敷。壮医在长期的临床实践中，积累了对药物功效的认识并编成歌诀广为流传："辛行气血能解表，跌打风湿并散寒。酸主固涩能收敛，止泻固精疗虚汗。苦寒祛湿能攻下，治疗实热排便难。麻能镇痛散痈疖，并疗舌伤与顽痰。涩主收敛能抗菌，止血烧伤能消炎。咸味化痞散瘰疬，通便泻下可软坚。甘味和中亦滋补，调和百药能矫味。淡味祛湿亦利水，镇静除烦且安眠。"壮医还总结出药物形态与功用关系的歌诀："有毛能祛风，浆液可拔脓。中空能利水，方茎发散功。毛刺多消肿，蔓藤关节通。对枝又对叶，跌打风湿痛。叶梗都有毛，止血烧伤用。诸花能发散，凡子沉降宏。方梗开白花，寒性皆相同。红花又圆梗，性味多辛温。"壮医还把药物分为公药、母药以及主药、帮药、引药，根据需要进行药物配伍，以提高药物治疗的效果。

壮医药卫生习俗丰富多彩。在生活卫生方面，壮族人民喜断发，服饰尚青黑色，居干栏建筑。在防病保健习俗方面，佩药、赶药市、悬艾虎。在饮食养生习俗方面，讲究岁时饮食，如农历正月底采白头翁、艾叶和米为粽；农历三月初三采金银花、青艾等制成糯米糍粑；农历四月初八为浴佛节，炊乌米饭，食之以辟疫；农历五月初五，老少饮菖蒲酒、雄黄酒以辟疠疫。壮族人民善于制作药膳，如龙虎（蛇、猫）斗、龙凤（蛇、鸡）会、三蛇（眼镜蛇、金环蛇、灰鼠蛇）酒等。

3. 物质文化

壮医药物质文化也可称为有形文化，是指与医药相关的有形之物，主要包括诊疗工具、药物及其采制加工器皿等。

由于壮族历史上没有统一的语言文字，医药知识主要靠民间的口耳相传，而口耳相传的知识在每个时代或在不同的个体身上都会有不同的理解和诠释，从今天民间流传的神话故事、风俗人情来看，我们很难准确地描述壮医药文化发展的历史轨迹。然而，壮医药物质文化却向我们清晰地再现了古代壮族地区的医药卫生情况，广西南宁市武鸣区马头乡西周至春秋古墓中出土的青铜针、贵港市西汉古墓出土的铁冬青和银针充分说明壮族地区曾有过先进的医疗卫生水平。壮医广泛使用各种针、药线、瓷碗、骨弓、药锤及熏蒸、药物敷贴、药佩、药刮、牛角、竹罐等医疗工具，相当部分至今仍在沿用。在药物方面，田七（又名三七）、肉桂、八角茴香、薏苡仁、罗汉果、珍珠、蛤蚧等均为主产于壮族地区的名贵药材，早已为壮族群众所了解和广泛应用。如明代李时珍的《本草纲目》记载："田七，生于广西南丹诸州，番峒深山中，为金疮要药。"它们均具有实物的属性，属于壮医药物质文化的主要形式。新中国成立以来，科学技术的普及和发展大大丰富了壮医药物质文化，现代化的制药机械和造型精美、结构科学的诊疗器械正悄然改变着壮医药物质文化的内涵。

第二节 壮医药文化的发展历程

壮医药文化的形成在历史上是一个不断发展和变迁的过程。变迁源于内因和外因，来自内因的变迁是由于壮族生产力的发展、社会的进步和壮医药水平的提高，从而推动着壮医药文化不断丰富和发展，是一种由简单到复杂的过程，这种变迁是按照壮医药文化自身的规律发展的，是稳定而持续的；来自外因的变迁是壮医药文化在来自不同形态的其他民族医药文化的冲击和渗透下产生变化的过程，这种变迁是有限的，更多地产生于壮医药文化的物质技术层面或非核心理论层面，这是壮医药文化得以保持自身特色而存在的基础。从纵向历史发展来看，壮医药文化可以分为远古至先秦的萌芽阶段、秦至隋代的初级阶段、唐至民国的丰富发展阶段、新中国成立以来的整合发展阶段。

一、萌芽阶段（远古至先秦）

医药文化的产生与人类生产文化的出现相伴相随。距今 50000～20000 年，壮族地区已经有多处人类活动的踪迹。考古发现，在壮族聚居地区已发现的旧石器地点有 100 多处，仅在百色、田阳、田东、平果等 4 个市（县）境内的右江两岸的河流阶地上就发现了 75 处，并采集到各种类型的打制石器 1100 多件。这说明早在旧石器时代，壮族先民就已经会选择大小适中的砾石进行捶击，制造出粗糙的、适用的刃部和尖端，以便在生产和生活中用于砍砸、挖掘。在使用过程中，他们发现这些砾石碰撞了人体某些部位可以使某些原有的病痛减轻或消失；他们在劳动及与野兽搏斗中常被石块、碎石击伤，但在碰撞或流血之后，也可使某些原有的病痛减轻或消失。这些出于偶然的生活经验，经过若干年、若干人类似经历不断重现后，引起了人们的重视，进而反复实践并总结流传下来，成为现在的针刺疗法。

到了新石器时代，随着生产力水平不断提高，随着壮族先民增强了与大自然、野兽斗争的本领，生活来源有了保障，经济生活相应地发生了一定的变化。新石器时代文化相比前期旧石器时代文化，有了明显的进步，同时也大大地促进了医药卫生的发展。这个时期，壮族先民发明了人、畜分居的干栏式建筑，这是壮族先民在恶劣环境下求得生存的重要卫生保健手段。同时，人、畜隔离也体现了壮族先民的卫生保健意识。壮族先民发明了石器的磨光技术及陶器。在桂林甑皮岩、柳州鲤鱼嘴、南宁豹子头等遗址出土了大量丰富多彩的磨光石器。在这些遗址出土的陶器（片），是目前我国发现的年代最为古老的陶器（片）。有了陶器，人们就可以用它来煮食物，利于食物的消化，增进人体的健康，同时伴随着壮族地区陶瓷文化的崛起，壮医陶针疗法逐渐出现，因疗效显著，简便易行，至今仍在壮乡民间流传不衰。

周朝末期至春秋之际，壮族地区的社会发展开始步入金属时代，金属的冶炼，不仅使壮族先民的文化生活向前迈进了一步，而且使针刺治疗工具有了改进。广西南宁市武鸣区马头乡的西周至春秋古墓中，出土了两枚精致的青铜针，据考证是壮族先民的针刺工具，这反映了古代壮族先民在医药方面的成就与社会的发展是密切相关的。

先秦时期，壮族社会还处于部落联盟时代，生产力水平十分低下，壮族先民对自然界的各种现象，如地震、洪水暴发、火山爆发等，甚至最平常的日出、日落、刮风、下雨、雷鸣、闪电等无穷变化的大自然奥秘无法解释，特别是对人在夜间做梦和生老病死更是感到神秘莫测。因此，他们便开始无边无际的幻想，最终臆断世界之外一定存在着某种超自然的力量和神秘的境界主宰自然和社会，于是巫文化产生了。巫文化对壮医产生了重大的影响，如左江花山壁画表现了壮族先民对日、月、星辰的崇拜。有专家认为，除了舞蹈动作，还有些可能是诊疗图，既有施术者和持器（具）者，又有受术者，结合崖壁画的祭祀场面，联系壮族先民的巫文化特点，应当说崖壁画有巫医治病的内容。巫文化对壮医药的影响，首先是"巫""医"合一，然后是"医""巫"并存，最后是"医"盛于"巫"。

二、初级阶段（秦至隋代）

由于历史和地理条件等方面的原因，壮族地区的社会发展比较缓慢，在商周时期，中原地区已进入奴隶制社会，而地处岭南的壮族地区还属蛮荒之地，处于原始社会末期的部落联盟或军事民主阶段。直到公元前221年秦始皇统一了中国，壮族地区才开始处于中央封建王朝的直接统辖之下，从而使经济社会得以快速发展。

自秦至隋代，随着生产力的发展和进步，壮族先民开始有了良好的卫生保健和环保意识，从广西合浦望牛岭西汉晚期墓出土的具有消烟作用的铜凤灯到广西钟山东汉墓出土的陶厕所模型，均反映了壮族先民良好的卫生习惯。另外，一些卫生用具的出土，从另一个角度反映了壮族先民早在 2000 年前就养成了一些良好的卫生习惯，如广西贵港市新村 11 号东汉墓出土的陶虎子（溺器，即现在使用的尿壶）、广西贵港市罗泊湾西汉墓出土的鎏金铜挖耳勺、广西荔浦县兴坪汉墓出土的陶痰盂等。这些对卫生保健的认识，在当时社会发展缓慢、生产力落后、医疗卫生条件差的情况下，是非常难能可贵的。

这一时期壮族先民对于疾病对人体健康的危害已经有了一定的认识。《后汉书·马援传》云："出征交趾，土多瘴气""军吏经瘴疫死者十四五"。隋代巢元方《诸病源候论》指出，瘴气是由"杂毒因暖而生""皆由山溪源岭瘴湿毒气故也"。但这一时期人们对于疾病的认识比较笼统，对疾病的类别区分不清，把致病因素统称为"瘴气"，把病名统称为"瘴疫"。晋代葛洪在《肘后方》中记载了壮族先辈治疗脚气病、防治沙虱毒（恙虫病）的经验，对毒、解毒方法也多次提及。

同一时期，壮族地区新的药物品种不断增加，原有的药物也增加了新的用途。在《山海经》《神农本草经》中有不少先秦时期壮族地区的药物和壮族先民用药经验的记载。至秦、汉、魏、晋、南北朝以后，关于壮医药物的记载就更丰富了。晋代嵇含著的《南方草木状》记载了吉利草、蘘、豆蔻花等许多壮医用药。晋代葛洪在《诸病源候论》中记载了壮族先民防治瘴、蛊、毒的用药经验。1976 年，在广西贵港市罗泊湾一号汉墓中出土了大批植物种子和果实，经鉴定有不少是药用植物，说明当时在壮族地区已普遍使用植物药防病治病，药物疗法已有了一定的根基。

秦至隋代，汉文化对壮族地区产生了重大的影响，由于州学、县学的设立，儒家思想得到了广泛的宣传。随着壮族与中原汉族交流的不断深入，壮族地区的社会、政治、文化、习俗以及医药等情况，通过汉人的著述，得以传播和保留下来，自《山海经》《神农本草经》之后，壮医药见之于文献记载越来越多。

三、丰富发展阶段（唐至民国）

唐至民国时期，随着壮族地区经济、政治、文化的发展，壮医药从草创走向形成，壮医药文化不断丰富繁荣，达到了鼎盛时期。

唐宋时代是我国封建经济繁荣的时期，壮族地区的经济也有了较大的发展，壮医药知识也由零星积累逐渐系统化，壮医理论已处于萌芽状态，壮医对壮族地区常见和多发的瘴、毒、蛊、痧、风、湿等病证的防治达到了相当的水平。唐代文学家、政治家柳宗元被贬到柳州任刺史后，曾亲自收集壮族民间验方，并在自己身上使用，留下了记述疗疮案、脚气案和霍乱案的《柳州救三死方》。宋代范成大的《桂海虞衡志》指出："瘴，二广惟桂林无之。自是而南，皆瘴乡矣。"又说"两江（按：指左江、右江）水土尤恶，一岁无时无瘴""瘴者，山岚水毒与草莽诊气，郁勃蒸熏之所为也，其中人如疟状"，明确指出了瘴气症状如疟疾。宋代周去非的《岭外代答》不仅较为详细地记述了瘴疾的壮医治疗方法，而且指出了瘴的病因病机："盖天气郁蒸，阳气宣泄，冬不闭藏，草木水泉，皆禀恶气，人生其间，日受其毒，元气不固，发为瘴疾。"这些文献记载虽然不是直接出自壮医之手，但是作者在壮族地区为官多年，对当地风土人情有所了解，因而是具有参考价值的，反映了当时壮医对瘴病的认识水平。与此同时，壮医方药学开始出现雏形，《新修本草》是唐显庆二年（657年）由苏敬等22人编纂，历时2年完成，由朝廷颁发的药典。它是世界上最早的国家药典，共载药850种，其中收载了部分壮族地区药物，如蚺蛇胆、滑石、钓樟根皮、茯苓、桂、蒜、槟榔、白花藤、莎草科、苏方木、狼跋子等。《本草拾遗》也收录了出自壮族地区有名的陈家白药和甘家白药。

元、明、清时期，壮族地区进入了千年土司制度时代。这个漫长的历史阶段，也正是壮医药发展较快的时期。在土司制度下，官方设有医药机构，官方和民间有一定数量的专职医药人员，明代以后广西各地的州、府、县志对此都有明确的记载。据不完全统计，明代嘉靖十年（1531年），广西壮族聚居的40多个州（府、县）土司均设有医学署，如庆远府、思恩县、天河县、武缘县、永淳县、南宁府等（均为壮族聚居地）。特别值得一提的是，这些医学署的医官"本为土人"，即由本民族的医生担任，这对于壮医药的发展是一个促进因素，这也说明土官对本民族的传统医药，相对来说还是比较重视的。

明、清时期，壮医对人体生理病理和本地常见病、多发病已有深刻的认识，根据病证和病因病机把它们区分为痧、瘴、蛊、毒、风、湿等，并总结出了望诊、目诊、脉诊、甲诊、指诊、腹诊等诊断方法和草药内服、外洗、熏帖、佩药、骨刮、角疗、灸法、挑针等治疗方法，创制了大量的验方、秘方。壮医药经过漫长的发展历史，到了晚清和民国时期，已初步形成了比较完整的体系，医学著作及名医随之产生，为壮医药的初步形成打下了基础。

在唐宋至民国的漫长发展历史过程中，伴随着医药知识的积累和应用，人们对壮医药日益重视，与壮医药相关的文化亦日趋繁荣，其突出表现是有关壮医药起源的神话传说"神医三界公""爷奇斗瘟神"开始在壮族地区流传，出现了对名医、神医、药王的崇拜和纪念。清代的《宁明州志·上卷·祠庙》中记载："医灵庙在东门外附近城脚。"清代的《邕宁县志·卷四十三·祠祀志》谓："药王庙，在北门大街，东岳庙左侧。"清代的《柳州县志·卷三》称："药王庙，在西门内。"清代以前，壮族地区基本上没有西医，中医也为数不多。这些被立庙纪念的神医、药王，尽管没有标出姓名，但在很大程度上可以说是民间名医，在壮族地区即是壮医。他们医术高明、医德高尚，能为患者解除疾病痛苦而受到群众的敬仰。又如在忻城土司衙门附近，现仍保存有一座清代修建的三界庙，三界是一位精通治疗内科、外科、五官科等疾病的神医，名气很大，因此得以立庙享受百姓香火。三界庙能修到土司衙门旁边，亦可以从侧面反映出这位神医在壮族人民心目中的崇高形象。这一阶段，赶药市习俗开始形成。壮族地区境内山多林密，百草丛生，药材资源十分丰富。每年农历五月初五，壮乡各村寨的乡民都去赶药市，将自采的各种药材运到圩镇药市出售，或去买药、看药、闻药。壮乡民俗认为，农历五月初五的草药根肥叶茂，药力很大，疗效最好，这天去药市，饱吸百药之气，就可以预防疾病，一年中能少生病或不生病。久而久之，赶药市就成了壮乡民俗，每到农历五月初五这天，即使无药出售的壮族人民，都扶老携幼赶往药市去吸百药之气，这种群防群治的良好风俗，至今仍被壮乡保留。

四、整合发展阶段（新中国成立以来）

壮医药文化虽然有悠久的历史、丰富的内涵，但是在新中国成立前，由于对少数民族的偏见和歧视，一直没有得到政府应有的重视。新中国成立以后，在党的民族政策和中医政策的指引下，壮医药文化的发掘整理和研究工作得到了政府有关部门的重视和支持。特别是从1984年全国民族医药工作会议之后，壮医药的发掘整理在20世纪50～70年代民间中草药调查和个人撰写零星文章的基础上，进入了有组织、大规模的调查研究和全面系统整理阶段。

新中国成立前，虽然在地方志中看到土司衙署内有医药设施的记载，但是至新中国成立前夕，这些机构早已荡然无存。为了继承和弘扬壮医药，1984年广西中医学院成立了壮医药研究室，首批国医大师班秀文教授被任命为研究室主任。1985年，该研究室招收了我国医史上第一批壮医史硕士研究生。1985年4月，经广西壮族自治区卫生厅批准，我国第一家壮医门诊部在广西中医学院本部正式开诊。著名壮医药线点灸疗法专家龙玉乾、著名壮医挑针疗法专家罗家安、著名壮医杂病专家郭庭璋等应聘到该门诊部工作。

1985年，经广西壮族自治区人民政府和国家科委批准，我国首家省区级民族医药科研机构——广西民族医药研究所在南宁市成立。1993年2月，中国中医研究院决定将该所作为研究院的民族医药研究基地，加挂"中国中医研究院广西民族医药研究所"的牌子。

1986年下半年，广西壮族自治区卫生厅成立了少数民族医药古籍普查整理领导小组，全区共抽调200多人组成专业调查队伍，历时6年，对大量分散在地方志、博物志、正史、野史、中医药著作以及有关民族、民俗、考古等资料中的壮医文献进行了收集整理，对数千名民间壮医进行了造册登记，对大量的民间验方、秘方以及药物标本进行了汇编和收藏。

经过艰苦细致的文献搜集和广泛深入的实地调研考察工作，科研人员从数百种地方志和其他有关汉文资料中，汇集了大量记载壮医药的文字资料，收集壮医药验方、秘方上万条，发掘整理了多种壮医行之有效的独特诊疗方法，获得了一批壮医药文物和手抄本，对3000多名较有专长的壮医名医进行了造册登记。在此基础上，发表了《靖西县壮族民间医药情况考察报告》《关于壮族医学史的初步探讨》《壮药源流初探》《壮族先民使用微针考》《广西自然地理与壮族医药》《土司制度下的广西民族医药》《壮医理论体系概述》《浅谈壮医三道两路学说的具体运用》等论文，出版了《发掘整理中的壮医》《广西民族医药验方汇编》《壮药选编》《广西壮药新资源》《壮族医学史》《中国壮医学》等壮医药专著。广西中医学院和广西民族医药研究所的科研人员，运用传统和现代的方法手段，对壮医药线点灸疗法和壮医药罐疗法进行了深入发掘、整理、研究，取得了丰硕的成果，并逐步在临床上推广应用。1995

年 5 月，在国家中医药管理局批准召开的"南宁全国民族医药学术交流会"上，广西民族医药研究所的科研人员做了《壮医基础理论初探》的报告。该报告是在多年调查研究的基础上撰写的，比较全面系统地阐述和论证了壮医的理论体系——"三气同步""三道两路""毒虚致病"等理论。这标志着壮医药的发掘整理研究，已从整体上提高到了一个新的水平。

经过 30 多年的努力，壮医药在古籍发掘整理、理论体系构建、诊疗方法研究、药物研究、临床应用推广等诸多方面取得了重大成果。同时随着壮族文化与壮医药的关系、壮医药文化价值及其开发利用等方面的研究不断开展和深入，使古老的壮医药文化在不断挖掘历史积淀和吸取先进文化精华的整合过程中得到丰富和发展。

参考文献：

[1] 梁庭望. 壮族文化概论 [M]. 南宁：广西教育出版社，2000.

[2] 郭建庆. 中国文化概述 [M]. 2 版. 上海：上海交通大学出版社，2005.

[3] 黄汉儒，黄景贤，殷昭红. 壮族医学史 [M]. 南宁：广西科学技术出版社，1998.

[4] 庞宇舟. 壮医药文化概念和内涵初探 [J]. 中国民族民间药，2007 (6)：322 - 324.

[5] 庞宇舟，王春玲. 壮医药文化概述 [J]. 中国中医基础医学杂志，2009，15 (10)：800 - 802.

第二章　壮医药文化的特征与表现形态

第一节　壮医药文化的特征

一、悠久灿烂的历史

壮医药有着悠久灿烂的历史。作为远古时代就生活在壮族地区的土著民族，壮族先民居住在崇山峻岭地区，这些地区江河纵横、草木茂盛、潮湿多雨、瘴疠横生、毒虫猛兽出没无常，恶劣的自然环境和生存条件，迫使壮族先民创造了原始的医疗手段。可以说，就起源而论，壮医药和华夏其他民族的医药是同时或相继出现的。

从远古时代开始，经过先秦以前的草创萌芽，秦汉至隋代的实践积累，唐宋至民国的形成与发展，新中国成立以后的挖掘整理和提高，壮医药文化从无到有，从简单到丰富，从零星到系统，走过了漫长辉煌的发展历程。

在每个不同的历史时期，壮医药文化不论是在物质上还是在精神上，都有自己的独特之处，既丰富了壮族文化内容，又打上了壮族传统文化的烙印。

二、浓厚的地域特色

壮族是中华民族的重要组成部分，其社会历史发展基本上与中原汉族一致，但是由于特殊的地理环境和政治、经济、文化状况等因素，壮族的社会历史发展具有一些明显的特点，这些特点对壮族文化的形成和发展有着重大的影响。

壮族有自己独特的文化，以稻作文化为例，壮族是世界上最早种植稻类的民族之一，也是我国最早创造稻作文明的民族之一，世代以水稻为主食。近年来，国内外学者根据考古资料和史籍有关野生稻分布的记载以及考察研究，认为亚洲栽培稻起源于从中国杭州湾到印度阿萨姆邦这一广阔的半月形地带。壮族所居的岭南地区，气候温暖，雨量丰沛，土地肥沃，水源条件好，适宜稻谷生长。壮族先民早在 4000 年前就会稻作农耕，防城亚荒山、马兰嘴山、杯就较山的贝丘遗址发现的磨盘、石菩就是壮族先民种植水稻的证据。经过漫长的稻作农耕，壮族形成了由稻作产生的有关谷物生产发展的一系列问题，以及由于稻作生产影响所及的民间生活方式和种种习俗的稻作文化。稻作文化对壮族的生产、生活、礼仪、民族性格和深层心理，都产生了深刻持久的影响。

稻作文化是壮族文化的重要标志，是壮族文化形成的基础，不仅对壮族文化产生了深远的影响，而且还给壮医药文化赋予了浓厚的地域特色。稻，根在地，养在天，利于人。稻作文化使壮族先民对阴阳有了较早的认识，形成了阴阳概念。明朝的《广西通志·卷十七》记载壮族民间"笃信阴阳"。壮族称水田为"那"，稻作文化即"那"文化。"那"有最基本的"三横两纵"经纬线，"那"文化是壮医"三道两路"理论的基本定格。壮族先民在日常生活中观察到，水稻禀天地之气以生长，赖天地之气以收藏，得天地之气以滋养人体，而人体则赖"谷物"以养，一日三餐不可或缺，于是将谷物得以进入人体并消化吸收之通道称为"谷道"（壮语称为"条根埃"）。水稻离不开天地之精气涵养和水的滋润，人身亦有与天地进行气和水交换的通道，称为"气道"（壮语称为"条河卡"）和"水道"（壮语称为"条亡林"）。稻作文化离不开水和火，壮族先民崇拜龙，认为龙能制水，而人身有血液运行的通道，壮医称之为"龙路"（壮语称为"条默陆"）。火为触发之物，其性迅速，人身有信息传感通道，其性似火，壮医称之为"火路"（壮语称为"条晕陆"）。壮医"三道两路"的理论就源于壮族先民对人与自然的朴素认识和实践经验总结。

不仅稻作文化给壮医理论赋予了浓厚的地域特色，而且壮族文化中隐含了大量的医疗卫生价值取向的习俗文化、歌谣文化、节庆文化、饮食文化、人居文化、体育文化也具有浓郁的地域民族特色。如在壮族饮食文化中，桂西北地区的壮族人有喝羊糜汤、生羊血的习俗，在外族人看来，实在难以下咽，但对于当地的壮族人来说，羊糜汤清热养胃，生羊血补虚健体，是难得的保健佳肴。

三、丰富的医学内涵

1. 朴素的天人自然观

壮族先民在长期的医疗实践中形成了独特的天人自然观。壮医认为，自然界的空间分上、中、下三部，被称为"天、地、人"三部，这三部之气是同步运行的。而人体也分为上、中、下三部，上部为天（壮语称为"巧"），下部为地（壮语称为"胴"），中部为人（壮语称为"廊"），人体的天、地、人三部之气也是同步运行的。在生理上，人体的天、地、人三部只有与自然界（上、中、下）同步运行，制约化生，生生不息，人体才能达到健康境界；在病理上，若天、地、人三气不能同步运行，则百病丛生。壮医的天人自然观实际上与中医的天人合一同属"整体观念"范畴，而壮医更加突出人与自然及人体各部位的平衡关系，而且把"天地人三气不同步论"作为病机的重要方面。

2. 独特的生理病理理论

（1）阴阳为本理论。壮医认为，万物皆可分阴阳，万变皆由阴阳起，此即阴阳为本理论。壮族先民在生产生活中广泛使用阴阳解释天人关系，说明人体生理病理。如自然界，天为阳，地为阴；白天为阳，黑夜为阴；火为阳，水为阴。人体内部，背为阳，腹为阴；外为阳，内为阴。疾病方面，分阳证、阴证。因此，壮医认为大自然的一切变化都是阴阳变化的结果，人体的一切生理病理变化、疾病转归都是阴阳变化的结果。著名壮医罗家安在其所著的《痧证针方图解》一书中，明确以阴盛阳衰、阳盛阴衰、阴盛阳盛对各种痧证进行分类，作为辨证的总纲。

（2）三气同步理论。三气同步是指只有"天、地、人"三气协调平稳运行，才能保证人体的最佳生命状态。"天"指天气，"地"指地气，二者合称天地自然之气。"三气"指天、地、人三气，同步指保持协调平衡。三气同步，即天、地、人三者协调平衡的状态。三气同步理论内涵包括：人禀天地之气而生，为万物之灵；人的生命周期受天地之气的涵养与制约，人气与天地之气相通；天地之气为人体造就了生存和健康的一定"常度"；人本身也是一个小天地，是一个有限的小宇宙单元；人体结构与功能的统一，先天之气与后天之气的协调，使人体具有一定的适应与防卫能力，从而达到天、地、人三气同步的健康境界。三气同步形成了壮医的生理病理观，成为壮医诊断治疗的重要理论依据之一。

（3）"三道两路"理论。三道，是维持人体生命活动的营养物质化生、贮藏、运行以及糟粕排泄输布的通道，即谷道、气道、水道。两路，指龙路与火路，是人体内虽未直接与大自然相通，但却能维持人体生机和反映疾病动态的两条极为重要的内封闭通路。"三道两路"中，谷道是食物消化吸收及精微输布的通道，也是糟粕排泄的通道；气道是人体一身之气化生、输布、贮藏的处所；水道则是人体水液的化生、贮藏、输布、运行的场所；龙路是体内血液运行的场所，也是约束血液运行的通道，其中枢在心脏（咪心头），其功能主要是为内脏、骨肉、官窍输送营养物质；火路是体内传感各种信息，以维持人体内外环境之间的平衡，以及调节体内生理平衡的通路。"三道两路"各司其职，分工合作，生理上互相配合，密切联系；病理上常可相互影响，相互传变。

（4）对脏腑、气血、骨肉和脑的认识。壮医认为，脏腑、气血、骨肉是构成人体的物质基础。其中，位于颅内、胸腔、腹腔内相对独立的实体称脏腑。脏腑各有不同的生理功能，在生命过程中，各负其责，各有所主。气（嘘）是功能，是动力，是生命活力的表现；血（勒）是营养全身脏腑骨肉、四肢百骸的重要物质。骨（夺）肉（诺）构成人体框架和外形，是人体运动器官，保护内脏器官不受伤害，人体的谷道、气道、水道、龙路、火路等运行于其内。骨肉损伤，可导致人体重要通道的损伤而引发其他疾病。脑（巧坞），壮医将人的精神活动、语言及思考能力，归结为"巧坞"的功能。"巧坞"是髓汇聚的场所，主精神思维，是精髓和神明高度汇聚之处，如出现精神症状，壮医称为"巧坞乱"。

3. 别具一格的病因病机学说

壮医认为，毒和虚是危害机体健康，导致疾病的重要病因病机。"毒虚致百病"是壮医主要的病因病机理论。毒邪有广义和狭义之分，广义的毒邪是指一切致病因素的总称；狭义的毒邪是指对机体产生毒性作用的一类致病物质的总称。毒邪种类繁多，但致病机理大都相似，有的损伤皮肉；有的危害脏腑功能和"三道两路"；有的毒性剧烈，遭受毒邪后立即发病，甚至导致死亡；有的毒性比较缓和，起缓慢毒性作用。毒邪之所以致病，主要是因为其损害人体正气，危及脏腑功能或损伤形体。由于各种毒邪的性质不同，在临床上表现出各种不同的典型症状和体征。

虚既是发病的原因，也是病理的结果和病态表现。壮医特别注意"虚"在病因病机中的重要作用。作为病因，虚可以导致脏腑功能减退，也可以导致防卫外邪的能力下降，从而使人体更容易感染外邪和毒邪，进而形成虚、毒并存的局面，病理表现为二者相互影响的恶性循环。正气不足，适应能力和调节能力低下，人体容易对外界的情志刺激产生较为剧烈的反应而引发情志病。作为病理结局，虚既可以导致发病，也可以导致死亡。如正气亏虚，"邪气"内生而发病。因为正气不足，对脏腑官窍功能活动的调节能力下降，脏腑官窍功能失常，就可以产生各种病理产物而发病。当正气亏虚到一定程度，失去了对人体的调节能力时，就可能导致死亡。

壮医认为，毒和虚是导致疾病发生的主要原因，毒和虚使人体失去常度而表现为病态，如果这种病态得到适当的治疗，或者人的自我防卫、自我修复能力能够战胜邪毒，则人体常度逐步恢复，疾病趋于好转而痊愈，否则，终因三气不能同步，导致人体气脱、气竭而死亡。

4. 特色鲜明的诊断和辨病方法

壮医对眼睛（勒答）极为重视，认为眼睛是天地赋予人体的窗口，是光明的使者，是天、地、人三气的精华所在。人体脏腑之精上注于目，所以眼睛能包含一切，洞察一切，也能反映百病。同时，眼睛长在头（巧坞）上，直接受头指挥，因此在疾病诊断上，壮医把目诊提到十分重要的地位。壮医目诊通过观察病人眼睛血管的分布、走向、大小、颜色、弯曲度、斑点等细微变化来诊断全身疾病，所谓"一目了然"。目诊可以确诊疾病，可以推测预后，也可以确定死亡。人体内的脏腑气血、"三道两路""巧坞"功能等，都可以通过目诊而获得相对准确的信息。壮医重视目诊，但并不排斥其他的诊断方法，如问诊、闻诊、脉诊、甲诊、指诊、腹诊等都具有一定的特色。

壮医强调以辨病为主，文献记载和实地调查搜集到的壮医病证名称达数百种之多，其中不少病证名称具有浓厚的岭南地方民族特色。就内科疾病来说，概括起来主要有痧、瘴、蛊、毒、风、湿六大类。壮医的辨病类似于西医的辨病，患什么病就用什么药，故壮医治病常专病专方专药，辨病是决定治疗原则和选方用药的主要依据。

5. 有效指导实践的治疗原则

壮医根据对人体生理病理和病因病机的认识，提出了调气、解毒、补虚的治疗原则，并有效地指导临床实践。

调气，即通过各种具体的治疗方法（多用针灸、刺血、拔罐、引舞气功等非药物疗法），调节、激发或通畅人体之气，使之正常运行，与天地之气保持三气同步。气病在临床上主要表现为疼痛以及其他一些功能障碍性疾病，一般通过针灸、刺血、拔罐和药物调气即可恢复正常。

解毒，即通过内服药物或外治疗法，减少毒邪入体，或加快毒物的排泄，或化解体内之毒，从而达到三气得以恢复同步运行，疾病得以康复的目的。毒病在临床上主要表现为红肿痛热、溃烂、肿瘤、疮疖、黄疸、血液病等急性炎症和器官组织器质性病变以及同时出现的功能改变。通过药物或非药物解毒治疗，有些毒在人体内可以化解，有些毒则需通过"三道"来清除，毒去则正安气复而向愈。

补虚，即通过内服药物或以食疗的方法，补充体内亏虚的气血，调整人体不平衡的三气，以使三气能正常运行，与天地保持三气同步。以虚为主要临床表现的，多见于慢性病、老年病以及邪毒祛除之后的恢复期，治疗上以补虚为首务。壮医重视食疗和使用动物药，认为人应顺其自然，通过食疗来补虚最为常用，这在补虚方面尤其适用。因人为灵物，同气相求，壮医认为以血肉有情的动物药来补虚最为有效。

6. 丰富的药物知识、用药习惯和独创的用药配伍

壮医认为，壮药的治疗作用是通过药物的性味，调整人体阴阳偏胜和三气不同步、"三道两路"不通畅等病理状态而实现的。药有动物药、植物药和矿物药，以功用区分为有毒药、解毒药、治瘴气药、治跌打损伤药、清热药、补益药、治痧证药、祛风湿药、杀虫药等。壮族地区的药物品种繁多，有毒的动植物也很多，壮族人民在长期的实践中大胆应用本地出产的毒药治病，并积累了丰富的经验，形成了独特的毒药应用理论。壮医还善于使用解毒药，认为有什么样的邪毒致病，必然有相应的解毒药治病，即所谓"一物降一物"。

壮族地区草木繁茂，四季常青，使壮医形成了喜用鲜药的习惯。壮医在长期的用药实践中发现某一种药配上另一种或几种药使用效果会更好，通过历代不断总结，逐渐形成自己独到的药物配伍方法和方剂。壮医认为，人只有两种病证——阴证和阳证。因此处方中设有公药、母药，相对应用于阴证、阳证。壮医的药物配伍讲求简便廉验，一般由主药、帮（配）药、引药和解毒药组成一个方，各类药物在方中作用明确，主次分明，互相兼顾。一般四

五味药即成一方，很少超过 10 味药。

7. 对针灸形成发展的特殊贡献

进入新石器时代之后，随着壮族地区陶瓷文化的发展，壮族先民的陶针疗法开始出现，到战国时代已较为流行，并对中医"九针"的形成产生了积极影响。据对现存的壮医陶针的考证，其针形与九针之道——镵（chán）针极为相似。壮医陶针至今仍在民间使用。南宁市武鸣区马头乡西周古墓中出土的 2 枚精细的青铜针，据考证为壮族先民的针刺用具，结合《黄帝内经》中"故九针者，亦从南方来"的论述，说明壮族地区是针刺疗法、九针的发源地之一。2000 多年来，壮族先民不仅具有较高的制针技术，而且从总体上来看，其针刺疗法乃至医药整体水平在当时处于先进行列。

四、多彩的医药习俗

1. 生活卫生习俗

（1）断发。《庄子·内篇·逍遥游》记载，"宋人资章甫而适诸越，越人断发文身，无所用之"，所谓"断发"者，"剪发使短，……而不束发加冠之意也"。根据《汉书·地理志》记载，从吴越到岭南九郡，越人都有"断发"的习俗。从广西宁明花山岩画上的人物像来看，壮族先民——骆越人的发饰确实有"断发"情况存在，不管壮族先民最初基于何种原因而"断发"，由于"断发"后头发易干且易于体温散发，适应于骆越地区湿热为主的环境气候，因此"断发"习俗符合卫生要求。

（2）服饰尚青黑。壮族有植棉纺纱的习惯，用自种自纺的棉纱织出来的布称为"家机"，古代、近代壮族人民多以蓝靛做染料，染成黑色或蓝色，黑色是壮族服饰的主色调。至今，这种主色调仍保留在那坡县与龙州县等地的壮族群体中，如百色市那坡县黑衣壮、崇左市龙州县金龙一带自称"布代"的壮族人民。据记载，蓝靛为十字花科植物菘蓝、草大青以豆科植物木蓝、爵床科植物马蓝或蓼科植物蓼蓝等叶所制成的染料，具有清热解毒的作用。因此，壮族的青黑色服饰具有解毒作用，可防避蚊虫，适合于壮族地区的气候环境。

（3）居干栏建筑。壮族先民根据壮族地区的地理环境和气候条件，很早就发明了干栏建筑，这种建筑的特点是分上、下两层，上层作为人的居所，下层贮放农具或圈养牲畜。《魏书·僚人篇》记载："僚者，盖南蛮之别种……依树积木，以居其上，名曰干栏。"干栏建筑不仅可避虎狼蛇虫侵袭，而且远离地面，还可以防避毒邪瘴气，同时使得人畜分离，从而起到了卫生和保健的作用，不少壮族地区至今仍保留着这种居住习俗。

2. 崇巫尊祖习俗

（1）尚巫术。巫术是原始宗教的一项重要活动内容，先秦时期，骆越人盛行巫术，笃信鬼神。壮族先民由信仰鬼神而产生了巫文化，古时壮巫分巫婆和魔公，主家有病痛或灾难，请巫婆和神对话，问明病灾的缘由，再择吉日请魔公行法事，杀畜禽敬祭，劝离神仙，禳解厄难，舞刀剑，烧油锅，镇妖赶鬼。直到近现代，壮族地区的巫风仍有所遗存。巫文化对壮医药的影响，首先是"巫""医"合一，然后是"医""巫"并存，最后是"医"盛于"巫"。

（2）文身。壮族先民在史前社会就有文身的习俗，宋代《太平寰宇记》载，邕州左江、右江各州"其百姓恶是雕题、凿齿、画面、文身"。文身习俗的形成最早是出于氏族、部落的图腾标志或称图腾徽号，目的是为了求得图腾神的保佑，所谓"以避蛟龙之害"者是也；同时又便于彼此间进行交际和通婚过程中认同和区别。由于文身需用浅刺针具做工具，更重要的是文身活动带有宗教性质，在一定的历史时期激励壮族人民去效仿，因此文身对壮医浅刺疗法的形成和发展起到一定的促进作用。

（3）捡骨重葬。壮族地区至今流行"二次葬"（捡骨重葬）的习俗。即人死3年后，子女将死者遗骨捡出，装入陶罐（壮话叫作"金罐"），选择坟山宝地重新安葬。捡骨重葬体现了壮族人民尊祖和讲究坟山风水的民俗，这一习惯客观上促进了壮医对人体骨骼的正确认识。

3. 防病保健习俗

（1）重预防。壮族地区山高林密，多雨酷热，壮族人民在晨间瘴气雾露弥漫时外出赶路，必口含生姜以辟秽；野外耕作，为防暴雨淋湿后伤风感冒，常取姜葱汤淋浴及热服，以祛寒湿；溽暑天月，高温多雨，对饮用之水，壮族人民必先用白矾过滤，并多吃生大蒜头，以防虫毒在体内滋生；当疫疫流行之时，走村串寨回家，常用草药汤洗澡，以避秽解毒；年老体弱者，常用辟秽解毒或舒筋活络之品垫席而睡；正在发育的儿童，则于胸腹佩戴芳香解毒之品。

（2）赶药市。壮族地区草木繁茂，四季常青，药材资源十分丰富。每年农历五月初五这天，壮乡各村寨的乡民都去赶药市，将自采的各种药材运到圩镇药市出售，或去买药、看药、闻药。当地的习俗认为，端午节的草药根肥叶茂，药力宏大，疗效最好。这天去药市，饱吸百药之气，就可以预防疾病，一年之中能少生病或不生病。久而久之，赶药市就成了壮乡民俗，其中尤以靖西市的端午药市最为著名。每到端午节，即使无药出售的壮族人民，都扶老携幼赶往药市去吸百药之气。赶药市既是交流药材知识和防治经验的好机会，也是壮族人民崇尚医药的体现。

（3）悬艾虎。悬艾和饮菖蒲酒是壮族端午节非常重要的一项活动。《靖西县志》记载："五月五日，家家悬艾虎，持蒲剑，饮雄黄酒，以避疠疫。"农历五月初五的清晨，壮族人民在鸡还没有叫之前就要将艾采摘回来，用艾叶、艾根做成人形或老虎的形状（俗称"艾虎"），并悬在门楣的中央；将菖蒲制成宝剑挂在屋檐下。这一天还要用艾叶、菖蒲、大蒜烧水洗澡，并将水洒在房前屋后。其实，这样做是非常符合夏季卫生要求的。端午节后，天气转热，正是各种病菌生长繁殖的时期，用中草药煮水喷洒，可有效地遏制病菌的生长乃至消灭病菌，清洁环境卫生。这与在端午节饮菖蒲酒是同一个道理。菖蒲性温和，可以化痰、祛湿、润肺、祛风寒，对预防夏季外感病有一定的作用。

4. 防疫防毒习俗

（1）佩药。壮族聚居地地处岭南，属于亚热带地区，山峦起伏，江河溪沟密布，林木茂盛，加之气候多雨潮湿，空气中湿热交蒸，酿成瘴毒。感受瘴毒而发的疾病称之为"瘴气"，是当时壮族地区的常见病和多发病。《后汉书·马援传》载，"出征交趾，士多瘴气""军吏经瘴疫死者十四五"，可见瘴气危害之甚。壮族先民总结了具有民族特色的祛瘴法。每年春、夏季将自采的草药扎成药把挂于门外或放置房中，以辟秽祛瘴。常用的药物有菖蒲叶、佩兰叶、艾叶、青蒿叶等。家中若有未成年孩童，则令其佩戴各种香药制成的药囊，意在扶正祛瘴。常用的药物有檀香、苍术、木香等。在瘴疠流行季节，村寨里无论男女老幼，都佩戴药囊，以避邪防瘴，预防或减少瘴疫的发生。这些防瘴习俗一直沿用至今。

（2）鼻饮。在壮族地区，流传着一种洗鼻及雾化吸入以防病的方法，即煎取某些草药液令患者吸入洗鼻，或蒸煮草药化为气雾，令患者吸入，以预防一些时疫疾病。这种方法在古代称为"鼻饮"。鼻饮在古越族中流传，史书、志书多有记载，最早见于汉代的《异物志》，"乌浒，南蛮之别名，巢居鼻饮"。宋代周去非的《岭外代答》对鼻饮的方法做了比较详细的描述："邕州溪峒及钦州村落，俗多鼻饮。鼻饮之法，以瓢盛少水，置盐及山姜汁数滴于水中。瓢则有窍，施小管如瓶嘴，插诸鼻中，导水升脑，循脑而下入喉……饮时必口嚼鱼鲊一片，然后才安流入鼻，不与气相激。既饮必嗳气，以为凉脑快膈，莫若此也。"这种奇特的卫生民俗包含着物理降温和黏膜给药等科学知识，对鼻病、喉病、呼吸系统病证都有一定的疗效。

（3）嚼槟榔。在广西龙州、防城、上思和宁明等地的壮族村庄里，盛行着"客至不设茶，唯以槟榔为礼"的习俗。《平乐县志》说："气多痞瘴，槟榔之嚼，甘如饔飧。"从药用价值来看，槟榔能辟秽除瘴，行气利水，杀虫消积。可以说，壮族人民嚼食槟榔的一个重要原因是用槟榔来防治瘴气。

5. 饮食养生习俗

（1）岁时饮食。壮族地区自古以来就有注重岁时饮食养生的习俗，如农历正月底采白头翁、艾叶和米为粽，白头翁、艾叶均为壮医常用药物；农历三月初三，人们多采金银花、青艾等制成糯米糍粑，传说吃此糍粑能祛病而身体健康；农历四月初八为浴佛节，壮族习俗是炊乌米饭，食之以辟疫；农历五月初五，老少饮菖蒲酒、雄黄酒以辟疠疫。壮族岁时饮食养生的习俗，既讲究食物的调养，又讲究药物的作用，符合壮医养生保健的精神，深受群众的欢迎。

（2）壮族药膳。壮族人民在长期的生活实践中总结出不少由食物、药物和调料组成的具有防病治病、强身益寿功效的药膳，如龙虎（蛇、猫）斗、龙凤（蛇、鸡）会、三蛇（眼镜蛇、金环蛇、灰鼠蛇）酒，又如流行于右江一带的"果粑"（牛奶果、糯米）、"花团"（糯米、南瓜花、花生、芝麻、猪排骨）。由于壮族地区新鲜草药和动物药十分丰富，因此常用鲜草药和血肉有情之品治疗疾病。例如，以山羊肉、麻雀肉、鲜嫩的益母草、黑豆相互配合作饮食治疗，可以防治妇女不孕；各种蛇肉汤或乌猿酒，可以防治骨关节疾患，治疗历年不愈者；猪肉或老母鸭、水鸭、鹧鸪肉煲莲藕，可以防治阴伤干咳。

五、明显的壮汉文化交流印记

壮族作为中华民族大家庭的一员，其文化深受中华汉文化的影响。从出土的文物来看，先秦汉文化早已浸润岭南。广西武鸣勉苏出土了具有中原商代风格的青铜器皿，兴安出土了商代兽面纹铜卣，钦州大寺镇出土了商代中原风格石磬，说明商代中原文化已影响到广西南部，表明壮汉文化的交流始于先秦时期。随着汉字的传入、学校的建立、儒家和道家等思想的传播，壮族文化吸收了汉文化的适用部分，经过长期的社会历史发展，形成了壮族文化在表面上与汉文化无异，而在思想观念等深层结构方面仍保持着壮族文化的特点。

壮汉文化交流对壮医药文化的形成和发展产生了不可忽视的影响。先秦时期的一些古籍记载了壮族先民早期的医疗实践活动。从目前已有的资料来看，壮医药的记载始于汉代，然后历代有所增加。据文献记载，晋代的葛洪等医药学家、唐代的柳宗元等文人流官，都曾把中医药传播到壮族地区。宋代咸平初年，广南西路转运使陈尧叟"集验方刻石桂州驿"，邕州知府范旻"下令禁淫祀""市药以施治""并刻疗病方书，置诸厅壁"。明代李时珍的《本草纲目》是一部内容丰富、收载广泛的医药学巨著，收载了不少岭南地区的壮族草药，最突出的是壮族人民对名贵壮药——田七的开发和应用。在与汉族的长期交往和壮汉文化的交流中，有大量关于壮医药的真实资料以汉文形式记载于各种文献之中，有的则以文物的形式展现出来。

由于壮族聚居和分布地区处于亚热带，虽然平均气温较高，但是四季仍较分明。日月穿梭，昼夜更替，寒暑消长，冬去春来，使壮族先民很早就产生了阴阳的概念，加上与中原汉族文化的交流及受其影响，阴阳概念在生产、生活中的应用就更为广泛了。阴阳的概念也被运用到壮医学上，形成了"阴阳为本"的基本理念，该理念作为解释大自然和人体生理病理之间种种复杂关系的说理工具。

第二节　壮医药文化的表现形态

作为壮医药与壮族传统文化交融、结合、渗透形成的产物，壮医药文化的表现形式是多彩多样的。有的以相对独立的物质或非物质的形式表现出来，如一些治疗器具如药线、骨弓、药锤等；大部分则隐含在其他文化丛的表现形式当中，以神话、习俗、山歌、药市等形式表现出来。具体而言，壮医药文化可以分为物态文化、神话文化、巫医文化、符号文化、口碑文化、习俗文化、歌谣文化、药食文化、生殖文化、体育文化等。

一、物态文化

物态文化是人类在长期改造客观世界的活动中所形成的一切物质生产活动及其产品的总和，是文化中可以具体感知的、摸得着、看得见的东西，是具有物质形态的文化事物。壮医药在漫长的发展过程中，逐步形成了各种治疗工具和治疗方法，从原始社会时期的石片、骨器、骨针、陶器，到先秦两汉的青铜针、银针，直至今天广泛使用的各种针具、药线、牛角、竹罐、药锤等壮医医疗工具以及药物熏蒸、药物熏洗、药物敷贴、药佩、药刮、滚蛋等治疗方法，都是具有物质实体的文化事物。北宋时期的《欧希范五脏图》所绘内容主要为人体内脏图谱，这是我国医学史上第一张有记载的实绘人体解剖图，也是壮医药发展史上具有标志性意义的实物图谱。壮族地区地处岭南亚热带，药物资源十分丰富，不少壮药较早地得到开发利用，有些还成为著名的中药，在《神农本草经》收载的365种药物中，壮族地区盛产的菌桂、牡桂、薏苡仁、丹砂、钟乳石等被收录。田七、肉桂、八角茴香、薏苡仁、罗汉果、珍珠、蛤蚧等均为主产于壮族地区的名贵药材。特别值得一提的是田七，其主产于壮族聚居的广西百色市田阳、田东、那坡、德保、靖西一带，是一味著名的壮药，是壮族对我国传统医药乃至世界传统医药的重要贡献。以上这些治疗方法、药材均具有实物的属性，属于壮医药物质文化的主要形式。

二、神话文化

神话是古代人们对世界起源、自然现象和社会状况的主观想象和幻想，是各民族文化长河中的瑰宝。神话传说深刻地体现着一个民族的早期文化，并在以后的历史进程中积淀在民族精神的底层，转变为一种集体的无意识，深刻地影响文化整体的发展。在壮族地区流行有神医三界公的传说，这是壮民族与医药相关的神话文化的代表。传说中的三界公乃仙童转世，曾于山中遇仙，授以五彩带、仙棒、仙桃和金字书法宝，三界公吃下仙桃变成神医，专为贫苦乡人治病。治病时在病人患处缠上五彩带，以仙棒轻轻敲三下，则骨折脚跛的人就能奔走，浮肿病人就能恢复健康，多年的瞎子就能重见光明。在瘟疫盛行期间，三界公广发"驱瘟灵"，使患者药到病除，起死回生，且分文不取，深受乡人的爱戴。为了纪念这位神医，祈求保佑，消灾祛病，壮族地区多处修建有"三界庙"，至今忻城县土司衙门旧址附近仍保存有一座清代修建的"三界庙"，常年香火不断。神医三界公的传说生动地反映了壮族人民对真、善、美的追求，成为承载壮族人民防病治病思想的重要载体和表达方式。

三、巫医文化

人类文化中，最早试图征服自然界的手段是巫术。巫医现象从远古时期就已产生，是人类文化的一个组成部分，它曾对传统医学的形成起到孕育与催生的作用。巫医与神职医生是世界上几乎所有民族早期都出现过的职业。壮族地区巫医文化古已有之，壮族先民对于自然界的种种现象无法理解，于是他们就想象在这些自然现象的背后，一定有某种威力无比的神秘的神灵在起作用，从这种"万物有灵"的认识，推想人自身及行为与自然界之间存在着各种神秘的关系。壮族先民重巫，文献不乏记载。汉代越巫之风，亦曾轰动京师。明朝邝露的《赤雅》记载："汉元封二年（公元前109年）平越，得越巫，适有祠祷之事，令祠上帝，祭百鬼，用鸡卜。斯时方士如云，儒臣如雨，天子有事，不昆命于元龟，降用夷礼，廷臣莫敢致净，意其术大有可观者矣。"可见壮族巫文化影响之深广。清代，南方壮族地区仍盛行巫风。直到现代，壮族地区仍见巫之遗风。至今，广西城乡还可见到一种治小儿夜啼的符咒法，把写有"天皇皇，地皇皇，我家有个小哭王，路人行过念一念，一觉睡到大天光"的符咒丢在路口或贴在路边的树干、电线杆、墙壁上，路人走过念一念，小孩的夜啼病就好了，这是巫医文化的一个例证。刘锡蕃在《岭表纪蛮·杂述》里对巫医治病的过程有较为详细的记载："蛮人以草药医治跌打损伤及痈疮毒外科一切杂疾，每有奇效，然亦以迷信出之。"并有目睹为证："予尝见一患痈者，延僮老治疾。其人至，病家以雄鸡、毫银、水、米、诸事陈于堂。术者先取银纳袋中。脱草履于地，取水念咒。喷患处，操刀割之，脓血迸流，而病者毫无痛苦。脓尽，敷以药即愈。"壮族医学与巫术的关系是十分密切的，医巫同源、医巫并存是壮族医学发展过程中的一大特点。以巫术驱邪或治病，曾是壮族社会历史上一种十分普遍的现象。从医学发展的观点来看，巫医的存在确实阻碍了壮族医学的发展，但如果用历史唯物主义和辩证唯物主义的观点去看问题，巫医的产生和发展又是壮族医学产生和发展过程中一个不可替代的历史。

四、符号文化

符号是指具有某种代表意义或性质的标识。德国哲学家卡西尔在《人论》中说"人是符号的动物"。符号是人类约定俗成的对象指称，也是人类表达思想的工具。符号的创造总是与一定的文化意义相联系的，生活中人们可以通过相互交流、体认或传播符号所蕴含的信息、情感或态度。亦即，符号能够反映一定时间与空间中，某一族群社会相对稳定的思维方式、价值取向与情感诉求。作为工具性存在的符号，每一种符号体系都有特殊的意义，符号创造在某种程度上意味着种种文化创造。在广西左江流域一带，共发现了180处笔触粗犷、风格浑朴的巨型壁画，其中宁明县花山崖壁画的规模在国内崖壁画中首屈一指，在国外亦属罕见。经考证，这些崖壁画属于先秦时期瓯骆先民所作。对崖壁画的文化内涵，其中一个观点认为它是壮医为防病强身绘制的功夫动作图。利用舞蹈导引气功等方法防治疾病，是古代壮医的一大特色。有学者将之与春秋战国时期带气功铭文的玉佩和长沙马王堆汉墓导引图帛画并列为中国三大气功文物。花山崖壁画是古代壮族人民与疾病做斗争的方式方法的形象化表述，显示了壮医药文化的独特风貌与内涵。

五、口碑文化

"口碑"一词，《古汉语大词典》《辞源》《汉语大词典》等工具书均有注解。比较集中的解释是，比喻群众口头上的称颂。另外，"口碑"还泛指众人的议论、群众的口头传说、社会上流传的口头热语。广西壮医医院的谢爱泽认为，"口碑"是指"口耳相传（包括家传、师承），没有文化记载，代代相传（者）"，而壮医药口碑资料是以民族语言为载体的，通过口耳相传流传下来的壮医知识。壮族民间医药经验历经千年流传至今，最主要的原因是民间存在着丰富的口碑资料。口碑资料中有的是医者亲身经历的记录，有的仅仅由口头转述。例如，罗勒、佛手、九里香治疗腹痛和肚胀；小茴香和水田七，胃痛服了真有益；花椒和干姜，胃寒是良方；茉莉花根和香附子，跌打扭伤痛即除。一些壮医的口碑资料并不只局限于壮医之间流传，而且在民间普通百姓中已经作为一种生活常识而世代相传。例如，用药物"斑鸠站"治疗疟疾是壮族地区群众普遍通晓的一种常识，壮乡人民知道田基黄、鸡骨草、黄花倒水莲、无娘藤、不出林等药物是治疗肝炎的要药。历经千百年的发展，壮族人民运用口碑形式传承壮医药已经在不知不觉中形成了一种文化氛围，涉及范围非常广泛，深入民间，形式多种多样，在很大程度上充实并延续了壮医药知识库，并且为壮医药理论的形成创造了条件。

六、习俗文化

习俗，顾名思义，是习惯风俗的意思。习俗文化是与生活紧密相连的文化现象，是一个民族经过长时间积累、吸取和改造后，在物质生活和文化生活方面广泛流行的共同的喜好、风尚、习气、禁忌和信仰。医药习俗文化是各民族人民在长期的生产、生活实践中形成的，被本民族或社会所认同并世代相传的，关于治病、防病、保健的相关知识文化的总称。壮族在漫长的历史发展过程中，形成了包括生活卫生、崇巫尊祖、防病保健、防疫防毒等丰富多彩的医药习俗文化（具体内容见第二章第一节）。壮医药习俗文化是在壮族地区特有的自然环境、地理环境、社会环境和民族文化背景下，壮族人民在长期的生产生活实践中，因地制宜，用不同的方式积累起来的关于治病、防病、保健的智慧结晶，具有多样的文化载体和文化表现形式，内涵丰富，既具有我国传统医药文化的典型特征，也具有明显的和地方独特环境紧密联系的文化特征。

七、歌谣文化

歌谣是民歌、民谣的统称。壮族是个能歌善舞的民族，壮族歌谣题材广泛、内容丰富，涵盖了壮族人民生活的一切领域。除了男女之间的感情交流，壮族的生活习惯、农耕工艺、民情世俗、社会形态乃至医药等均在歌谣中大量出现。壮族歌谣中包含大量的医事保健（如季节气候与疾病、婚姻生育、居住环境、房屋建设、情志）、医药理论、疾病症状、治疗技法、方剂及药物功效等方面的内容，在壮医药传承过程中发挥了重要的作用。"春分有雨病人稀，初一翻风又落雨，沿村病疫定然凶；立夏东风吹发发，沿村没有病人魔；季秋初一莫逢霜，人民疾病少提防；重阳无雨三冬旱，月中亢旱病人忙；凑巧遇逢壬子日，灾伤疾病损人民；初一西风盗贼多，更兼大雪有灾魔"，这首民歌讲述了气候变化与疾病的关系，教导人们在气候变化时要注意防病。"寒手热背肿在梅，瘘肌痛沿麻络央，唯有痒疾抓长子，各疾施治不离乡"是壮医药线点灸疗法取穴规律的总结。民歌中对药物功效记载的内容大致可分为两种：一种是概括药物功效的共性，如"每棵都成药，有苦也有辣，辣的能治痧，苦的能清热；有酸也有甜，酸的能吸汗，甜的能补气"；另一种是阐述单味药物的功效，如"痧证常用南蛇簕，医治跌打和骨折，含咽根本除骨鲠，瘰疬功效也不劣"。可以说壮族歌谣是一部壮民族古代原生态的百科全书。

八、药食文化

药食文化是人类医药文化中普遍经历过的阶段和重要特征。我国自古有"神农尝百草，一日而遇七十毒"识别药物的传说。在人类社会的早期，由于医疗经验的缺乏，先民总是在可食之物范围内，认识到某一食品除具有填腹充饥的作用外，尚有治疗疾病的效果，由此逐步积累了一些药食的初步经验。因此，食为药之先，对药用的认识是对食用认识深化的结果，而药物与食品之间又具有互补作用，从而形成了民族特色的药食文化。壮族是最早的稻作民族。稻类不仅是古代壮族人民充饥之食，而且还作为健脾胃、益肾气、延年益寿的食疗壮药，加工成药粥、药酒、药饭、药糕等药膳食用。如贺州市的黑糯米酿酒"沽于市有名色"，桂平黑糯米酿成的甜酒具有"补中益气而及肾"的功效。除粮食作物被壮族先民发现有良好的食疗保健作用外，水果、蔬菜、动物、调料等能给予人补充营养的大部分食品都有特定的食疗功效。橙能解鱼蟹毒；核炒研末冲酒服，可治闪挫腰痛；紫苏"食之不饥，可以释劳"；枸杞菜"味甘平，食之能清心明目"……壮族民间历来流传着生饮蛇血治风湿，老鼠滋补之功"一鼠当三鸡"，蚂蚁治风湿，蛤蚧、麻雀、公鸡蛋（公鸡睾丸）滋补壮阳等用药经验。由于特殊的气候和地理环境，壮族地区药食两用的动植物品种繁多、资源丰富，为药食文化的形成和发展提供了得天独厚的条件。

九、生殖文化

生殖是人类生存至今的一个古老而又永恒的话题。可以这样说，人类在地球上有多长的生存历史，生殖就有多长的历史。恩格斯在第一版《家庭、私有制和国家的起源》的序言中指出，生产本身有两种："一方面是生活资料即食物、衣服、住房以及为此所必需的工具的生产；另一方面是人类自身的生产，即种的繁衍。"在远古人类的洪荒初辟时代，人类自身的繁殖是社会发展的决定因素，远比物质资料的生产更为重要，"生育是种族的绝对义务，就像死亡是个人不可抗拒的命运一样"。生殖崇拜也就成为一种遍及世界的历史现象。壮族是一个历史悠久的古老民族，壮族民间对人类的生殖繁衍也有自己的理解。壮族民间信奉花婆神，她是专管生育儿女的女神，又称"花王圣母"。壮族民间认为儿女是花婆庭院里的花朵，枯荣全凭花婆主宰。婴儿出生，即在床头铺上纸花，逢年过节由母亲领孩子另祭花婆。孩子有病，也要祭请花婆保佑。壮族先民对于生殖的崇拜，在一些动物身上得到了体现。在壮族地区，一直流传着许多关于青蛙的传说，一方面，青蛙由于自身的体形以及强盛的生殖力，被先民视为女性或男性的化身；另一方面，人们又将其与壮族地区的生育神——雷神相联系，借此增强青蛙的生殖力，青蛙在壮族生殖崇拜文化中具有独特的地位。在骆越文化考古考察工作中，专家在环大明山地区发现男根形态的大型石祖一直被当地村民所供奉。另外，在宁明花山崖壁画上，能清晰地看到数千年前壮族祖先描绘的两幅人交媾图，这体现了壮族人民历来对人类的生殖有着非同寻常的崇拜。

十、体育文化

壮族先民很早就意识到通过体育锻炼可以增强体质，预防疾病。广西宁明县花山崖壁画所绘的人像，正面的多为两手上举，肘部弯曲成 $90°\sim110°$，两膝关节弯曲成 $90°\sim110°$，呈半蹲状；侧身的人像多排列成行，两腿向后弯曲，两手向上伸张。专家研究认为，不管是正面的人像还是侧面的人像，都是一种典型的舞蹈动作或功夫动作形象。舞蹈在早期医疗实践中的地位，从马王堆汉墓出土的导引图、华佗的五禽戏中可以得到证实。壮族地区由于特殊的自然地理环境，阴湿多雨，脚气、风湿、身重等为常见多发之病证，严重影响了人们的生产和生活。因此，壮族先民创造了这些具有宣导滞着、疏利关节作用的舞蹈动作，并作为永世流传的防治疾病的方法绘制下来。至今，壮乡人民仍喜爱体育活动及歌舞，常在节日里开展抛绣球、赛龙舟、踩高跷、舞龙、舞狮、拾天灯等传统健身活动，这与壮医十分强调"未病先防"的预防保健观念是密不可分的。

参考文献：

[1] 黄汉儒. 中国壮医学 [M]. 南宁：广西民族出版社，2000.

[2] 蓝日春，刘智生，覃文波. 浅谈骆越文化与壮医药文化的关系 [J]. 中国民族医药杂志，2008 (12)：1-6.

[3] 庞宇舟. 壮族医药卫生习俗述略 [J]. 中国民族民间医药，2008 (3)：3-5.

[4] 何新. 艺术现象的符号——文化学阐释 [M]. 1版. 北京：人民文学出版社，1987.

[5] 林辰. 浅析壮族巫文化对壮医药发展的影响 [C]. 第一届中泰传统医药和天然药物研究学术研讨会论文集，2006.

[6] 刘珂珂，张梅. 人·符号·文化 [J]. 江苏社会科学，2012 (5)：28-31.

[7] 谢爱泽. 壮族医药口碑资料研究 [C]. 2005全国首届壮医药学术会议暨全国民族医药经验交流会论文汇编，2005.

[8] 莫清莲，黄萍，黄海波. 略论壮族民歌在壮医传承中的作用 [J]. 中国民族民间医药，2019 (21)：25-27.

[9] 马克思，恩格斯. 马克思恩格斯选集：第4卷 [M]. 北京：人民出版社，1972.

[10] O. A魏勒. 性崇拜 [M]. 史频译. 北京：中国文联出版公司，1988.

[11] 廖明君. 动物崇拜与生殖崇拜 [J]. 广西民族学院学报：哲学社会科学版，1995 (3)：23-28.

[12] 庞宇舟. 花山岩画壮医学内涵探析 [J]. 光明中医，2008，23 (12)：1871-1873.

第三章 壮医药与壮族哲学、宗教信仰文化

第一节 壮医药与壮族哲学

　　远古时期的广西地区，气候温暖，雨水丰沛，河流纵横，森林茂密，动物繁多，岩洞遍布，是原始人类理想的生息繁衍之地。壮族人民自古以来就生息繁衍在岭南这块广阔而肥沃的土地上，他们披荆斩棘，辛勤劳动，建设美好的家园。近代以来的考古发掘研究成果及壮族民间有关远古时代的神话传说，从不同方面向我们展示了壮族先民探索、征服大自然的艰苦历程。壮族先民在征服大自然的伟大斗争中，既创造了物质文化，也产生了一些淳朴、自然的观念，对宇宙的起源、人类万物的来源有了粗浅的看法。随着壮族社会的发展，人们实践的深入，壮族先民视野不断扩大，认识也逐渐加深，对自然和社会的种种现象有了自己的看法，即有了自己的世界观。当然，这种对世界的看法，还是带有朴素性的直观认识。壮族的哲学思想，也是中华民族哲学思想的一个重要组成部分。

　　壮医药的形成和发展，经历了漫长的历史时期。壮医药的形成，是以壮族先民千百年的生产生活及临床实践为基础的。壮族先民为了征服自然，支配自然，就不得不探索大自然的奥秘，形成对可感的外部环境的认识，产生了与生息繁衍密切相关的各种意识形态，其中包括关于自身同自然界的关系，或者是关于人与人之间的关系，或者是关于自身的肉体组织的观念。

一、壮族哲学思想

　　黑格尔说："一个民族进入一个时代，在这时精神指向着普遍的对象，用普遍的理智概念去解释自然事物，比如说，要求去认识事物的原因。于是我们可以说，这个民族开始作哲学思考了。"在探索大自然的奥秘时，壮族先民最初的疑问来自于天地的形成和人类自身的起源，也是从天与人的思考中诞生了具有本民族特色的朴素的原始哲学思想。这种原始哲学思想以民间神话

传说为载体，流传至今。

1. 关于宇宙的起源说

壮族民间流传的神话传说很多，大多数以长篇叙事诗歌的形式流传，流传较广的有《开天辟地歌》《人神分家》《姆洛甲》《布洛陀》《妈勒访天边》《特康射太阳》《布伯的故事》《铜鼓的传说》等。

《布洛陀》这个古老的神话故事的梗概：很早很早以前，天地没有分家，先是宇宙间旋转着一团大气，那大气团渐渐地越转越急，转着转着，转成了一个大圆蛋。大圆蛋有三个蛋黄，后来大圆蛋爆炸开来，三个蛋黄分为三片，飞到上边的一片，成了天空；降到下面的一片，成了海洋；落在中间的一片，成了大地。天地分成三界，天空是上界，地上是中界，地下是下界。上界由雷王管理，中界由布洛陀管理，下界由龙王管理。那时，天矮地薄，人们砍柴时斧头常常碰着天，打桩纺织也常常凿穿地皮，弄得上界、下界的人不得安宁，日夜埋怨。于是，布洛陀就叫上界的人把天升高，高到"三十三条楠竹那么高，三十三簨头发吊不到"；叫下界的人把地加厚，厚到"三十三座石山那么厚，三十三簨黄藤穿不透"……这就是古代壮族先民的天地生成说，它有着浓厚的神话色彩，但在神话的外衣下，却也显现出唯物主义的曙光、哲学思想的萌芽。这种唯物主义的曙光，表现为壮族先民已认识到大气存在于天地形成以前，大气旋转而形成一个圆的像蛋的东西，它炸开后成为三片，三片分成天、地、海洋，成为万物，这不得不说是对天地生成的唯物的解释，蕴含着朴素的唯物自然观。壮族的"气本原说"不仅有朴素唯物论的思想萌芽，而且还有朴素辩证法的思想萌芽。壮族先民意象中作为宇宙本原的"大气"不是僵化不动的，而是交互运动且旋转（运动变化）得越来越急（事物内部矛盾运动越来越激烈）的，由此转成了一个大圆蛋（体积小、密度大）。大圆蛋在爆炸（质变）中产生天、地、海洋。壮族先民以直观具象的思维，用旋转、爆炸来描述物质的运动、发展和变化，并且把世界的形成归结于事物内部的矛盾运动。这种旋转、爆炸产生宇宙的观点，在某种程度上类似于当代关于宇宙起源假说中的"星云说"和大爆炸理论。这样的相似源自于人们对宇宙生成的思考都含有唯物辩证法因素，只不过壮族先民的辩证法思想是朴素辩证法的自然流露。

2. 关于人类的起源说

壮族先民在极其落后的生产方式之下，以直观、朴素的思维"取物观象"，对这个"宇宙之谜"做出了种种夸张的构想，在神话的光环之下亦有哲学思想的闪光。壮族先民对人类起源的描述可分为原生人类和再生人类。

一是花婆姆六甲"抟土造人"，产生原生人类。壮族神话《布洛陀和姆六甲》中说：古时候，宇宙中有一个在旋转着的蛋，后来爆开分为三片，天地由此成为三界。中界的大地上长出一朵花，花中间长出一个女人，这个女人是世界上第一个人。她披头散发，满身长毛，很聪明。她尿湿了大地，然后捏着湿土造出了人，并用辣椒与阳桃分出了男女。

二是"兄妹婚配，再生人类"。主管上界的雷王因恼怒放下大水，淹没了人类，只有一对兄妹躲进葫芦得以生存。为了再生人类，兄妹俩顺从天意，结为夫妻，婚后生下一个肉团，他们把它砍成肉片，撒到野外，结果落在江河的变成了鱼虾，落在平地上的变成了人类。人们互相婚配，人类就繁衍下来了。

这两种起源说相互联系，都是不同历史发展阶段的产物。姆六甲"抟土造人"之说是壮族先民还不明白男女交合的生殖作用，根据开花结果的采集经验认为花是人类的起源，现今壮族依然保留着对花的图腾崇拜。"兄妹婚配，再生人类"之说是原始群婚阶段的反映。这样，在壮族神话传说体系中勾勒出人类的演化史：气—天、地、海洋三界—花婆姆六甲—原始人类—再生人类。

3. 关于人与自然之间的关系

在长期的劳动和生活实践中，壮族先民认识到了人与客观世界的辩证统一。人首先要适应自然环境，尊重客观规律，这种尊重主要表现于对神灵的敬畏而产生一系列祈福避凶的膜拜仪式，这是唯心主义的表现。但从另外一个角度来看，人类也有了自我觉醒的意识，不断地改造客观世界，使人类适应自然环境而发展。在壮族的神话传说中涌现出许多战天斗地、领导人们同自然抗争的英雄。如英雄人物布洛陀在天地形成后为了改善恶劣的生活环境，带领人们治理天地，找老铁树顶天压地，用计轰雷公上天，赶蛟龙进海，撵老虎入林，教导人们编衣、种植、取火，让人们在大地上安居乐业。《布伯的故事》有这样的情节：雷王不下雨，布伯上天找雷王算账，他抓住雷王的臂膀，把剑架在雷王的鼻梁上。在《雷鼓的传说》中表现的是人们勇敢抗涝的故事，特依三兄弟造鼓以斗雷神："雷王的威风全靠鼓，我们也做几面鼓，我们的鼓声压住了雷王的鼓声，他自然就输了，不敢逞威风。"《特康射太阳》

中的特康是类似于汉族后羿的英雄。布洛陀、布伯、特依三兄弟、特康等英雄的事迹实际上是广大劳动人民与大自然抗争的缩影，虽然看起来离奇幼稚，但是都间接地反映出人类的进取精神，同时也歌颂了人们与大自然抗争的勇气。人们对自然由无限信仰到蔑视（代表自然力的）神灵并与其抗争，也是朴素唯物主义思想升华的过程。

二、壮族哲学文化的基本特点

1. 古朴的自然观念和对自然的崇拜

远古时代，由于社会生产力水平十分低下，科学知识极端贫乏，因此壮族先民对于各种自然现象，如打雷、闪电、刮风、洪水、干旱、山崩、地裂以及日月轮转等无法理解，于是他们就想象在这些自然力的背后，一定有一种威力无比的神秘的东西在支配着。他们认为打雷有雷公，闪电有电母，刮风有风婆，下雨有雷王，海有龙王，山有山神，地有地神，日月也有神，等等。壮族先民还认为草木、飞禽走兽也有神灵，把这些自然界及自然现象人格化、神化，从而产生了自然崇拜的观念。

2. 人能胜天地的思想

人能胜天地的思想，是壮族先民在长期与自然界的斗争中，不断总结经验而形成的。随着壮族社会生产力水平的提高，人们对于自然界认识的加深，壮族先民在战天斗地中逐渐认识到自己的力量，初步产生了人类能够战胜天地的思想。壮族先民的这种思想，不是从他们的生产、生活中直接反映出来的，而是通过许多故事传说间接地表现出来的。通过把现实社会中的人、物理想化，塑造出一些英雄人物和神化了的人物，与天斗、与地斗，获得胜利而表现出来的，反映出壮族先民朴素的人能战胜天地的思想。

壮族先民在与大自然的斗争中不仅有了人能战胜天地的思想，而且还能认识到人能够改变环境，战胜洪水猛兽。在叙事诗歌《岑逊王》中就记载了壮族先民战胜洪水猛兽的故事。故事说，古时江岩（今广西田阳县田州镇）有个人叫岑逊，他看见洪水时常泛滥，淹死无数生灵，人们不得不搬到山上去住，但又遭受毒蛇猛兽之害。于是，他发誓要治服洪水，消灭毒蛇猛兽。为了治理水害，他跋山涉水，走遍了壮乡村寨，观流泉，看山势，还向人们讲授洪水猛兽之害，克服了数不尽的困难，走了720天，和毒蛇猛兽搏斗了1044次，终于胜利地回到了家乡。回家后，他开始挖山劈岭，疏通河道，治平了山洪，也消灭了猛兽。从此，人们安居乐业，过着太平的生活。这个故事道出了人们要战胜洪水、消灭野兽，首先就得了解水流山势、野兽出没的实情。而要了解这些情况，就得跋山涉水，察地形，观流泉，看洪水奔流的去路。从这一点来说，那时人们已朦胧地认识到要了解情况，就要深入实际的道理，初步懂得了要战胜洪水，首先要认识水流的性质和特点。虽然这种认识还是属于经验性的，但是距今几千年的壮族先民能有这种认识思想，无疑是十分宝贵的。当然这种认识不是一朝一夕就能达到的，而是壮族人民世世代代在生产斗争中长期积累经验的结果。总之，这个故事虽然含有浓厚的神话色彩，但是也反映了壮族先民已认识到自己的力量，有了人能胜天地的思想萌芽。

3. 巫文化在壮族哲学文化中占有重要地位

生产力水平十分低下的壮族原始先民，对自然界的各种现象，如地震、洪水暴发、火山爆发等，甚至对日常生活中的日出、日落、刮风、下雨、雷鸣、闪电等无穷变化的大自然奥秘都无法解释，特别是对人在夜间做梦和生老病死更是感到神秘莫测。因此，他们开始无边无际的幻想，最终臆断世界之外一定存在着某种超自然的力量和神秘的境界主宰自然和社会。在他们看来，风调雨顺能使万物顺利生长等有利于他们采集、生活的事是主宰自然的神秘力量对人类及大自然发善的表现；而洪水、地震等给人类造成的灾难，是主宰自然的神秘力量凶狠、愤怒的发泄。于是，他们便幻想着去寻找一种超自然的神力，并通过它来消灾除祸，驱瘟防病，排除饥饿，并能让气候、动物、庄稼、健康、寿命等遵从他们的意愿，使他们在心灵上得到安慰，在精神上有所寄托，这样就产生了巫文化。

巫文化的产生与当时生产力的发展水平低下，反映于意识形态上的自然崇拜中万物有灵的宗教观念未根除有关。壮族先民把一切自然现象人格化、神灵化，认为万物都有灵魂，企图以祭祀方式，去取得自然力的欢心，博得自然的恩赐，尤其是与生产相关的自然力，如山、川、日、月、雷、电、风、雨、水、火、土等，都认为有"神灵"。山有山神，水有水鬼，地有地母，都需要祭祀。这些原始信仰，往往是巫术与宗教不分，占卜、祭祀、超度亡灵都夹杂有巫术。

巫文化即巫术文化，巫文化的核心是信仰鬼神，其在壮族哲学文化中占有重要的地位，它不仅影响壮族的民间宗教文化、文学艺术，而且影响民俗、医药、饮食、器皿、经济生活、天文历法、教育、音乐、舞蹈、美术、民间文艺、工艺、功法等各个方面。

三、壮族哲学对壮医药的影响

壮族是中华民族的重要组成部分。由于壮族聚居地区特殊的地理环境和政治、经济、文化状况等因素，壮族的社会历史发展具有一些明显的特点，这些特点对壮族医药的存在和发展有着重大的影响。壮族医药具有明显的民族性和区域性，其形成及发展除了与壮族地区特定的社会历史有密切关系，还与其自然地理环境、气候特点、经济、文化、民俗等有密切关系。

不同的哲学文化都可能发展出其独特的哲学思维方式，壮族哲学对自然的认识、对人体的认识都深深地影响和渗透到壮医药当中，诸如壮族哲学中对于人与自然之间的关系——天、地、人三气同步的认识，人禀天地之气而生，为万物之灵的观点，人类在掌握自然规律的基础上可以改变自然的"人能胜天地"的认识，这些内容既是哲学领域研究的问题，也是壮医药学所探讨的内容，在壮族许多的口头叙事诗歌中都有反映。

第二节　壮医药与壮族宗教信仰文化

一、道教、佛教与壮族宗教文化

秦汉之后，随着封建中央王朝对壮族地区统治的不断加强和壮族与汉族在政治、经济、文化方面交流的不断加强，汉族道教和一些外来宗教先后传入壮族地区，与壮族地区原有的文化相结合，壮族文化和人为宗教互相影响，巫、师、道、佛互相混杂，形成了壮族民间宗教文化的复杂性与多元性。

1. 道教与壮族宗教文化

道教是最早传入壮族地区的外来宗教。道教产生于中原地区，东汉时期开始传入广西。据广西宗教研究学者考证，东汉时，刘根、华子期、廖平、廖冲、廖扶、滇姐、陀抠等人都曾在今容县都峤山修道。清嘉庆的《广西通志》卷二百四十《记博白县事》说："紫阳观，在城西南六十里。在紫阳岩南，汉刘宗远建。"由此可知，汉代广西已经有了道教传播。东晋时期，葛洪听说交趾（今越南）产丹砂，求为勾漏令，入岭南著书传道，促进了道教在岭南的传播。隋唐时期，道教主要是在桂东南一带传播；到了宋代，道教逐渐从东南向左江、右江流域和西北传播，并逐渐与壮族原始宗教文化融合。道教传入壮族地区后，很快就和壮族民间信鬼神，好淫祠，病鲜求医，专事巫现的原始信仰习俗联系起来，满足了壮族社会的需要，从而促进了壮族原始习俗、文化和道教的相互影响、相互渗透，促进了道教在壮族地区的传播及壮族哲学文化的发展。

道教在传入壮族地区后，也发生了很大的变化。道教为了满足壮族群众迷信鬼神的心理需要，先后吸收了壮族原始信仰和佛教的一些成分，任意发展道教内容，自由地改变道教的形式，既尊奉太上老君，同时又融入壮族原始宗教和佛教的一些内容，把道、师、佛等内容杂糅起来，使道教更能为封建统治阶级和壮族社会所接受。道教的道公，壮族称之为"公道"，为道者不出家，可以婚娶成家立业，不吃素，只忌食牛肉、狗肉，禁杀牲；主要是为人设斋打醮、操办丧事、超度亡灵、作会诵经、堪舆择日、免劫除灾等。其经文用汉字书写，诵时亦用汉语。因其专事念诵经符咒而少解经文，加之读音不准，念时装模作样喃喃谟谟，故民间又称其为"喃谟"。

2. 佛教与壮族宗教文化

佛教是外来宗教。学术界认为，佛教自印度传入中国：一是从印度西北经波斯越葱岭入新疆，进入甘肃、陕西、河南、河北等地；二是从印度东北经缅甸入云南、四川，再沿长江、汉水而下，传播于长江流域；三是从印度恒河越印度海域进入中国广州或越南再入中国两广地区；四是由印度沿海经马来半岛、南海群岛入中国东南沿海各省区。广西宗教界学者对大量出土的文物进行考证后认为，汉代末年，佛教便由海上经扶南（今柬埔寨）传入交趾郡合浦港，再从合浦港沿交广通道在广西内地传播。佛教传入壮族地区后，在壮族原始信仰和文化的影响下，迅速走向世俗化、巫教化。宋代之后，壮族地区最流行的佛教是禅宗和净土宗，前者见性成佛，后者称名念佛，将佛教从烦琐的经书中解脱出来，走向民间和世俗。明代以后，佛教进一步禅、净合一，儒、道、释合一，佛经简化为通俗易懂的劝善书，佛像多塑接近民众的观音、弥勒，修持简化为行善修德，普度众生。因此，壮族地区的佛教僧侣不一定是"和尚"，而是"花僧"，即可结婚成家立业，可吃荤，每月只选几天吃素。故《百粤风土记》说，广西"僧多留发，娶妻生子，谓之在家僧"。《投荒录》也记载："南人率不信释氏，虽有一二佛寺，吏课其为僧，以督责释之土田及施财。间有一二僧，喜拥妇食肉，但居其家，不能少解佛事。土人以女配僧，呼之为师郎。或有疾，以纸为圆钱，置佛像旁，或请僧设食。翌日，宰羊豕以啖之，目曰出斋。"其活动主要是为人受戒、超度死人、卜卦算命、做斋赶鬼、安祖葬坟。有的壮族地区做道场时，和尚、道公、巫师混在一起，文昌庙、观音庙、真武庙、关公庙、土地庙并列或置于同一神坛之上，佛教成了不僧、不道、不师的"混血儿"，与汉族地区正统的佛教大不一样。

从佛教和道教在壮族地区的传播来看，佛教的影响不如道教大。道教是中国本土宗教，它的基本理论与中国古代原始信仰中的神秘思想及巫术是一脉相通的，原始宗教中的自然崇拜对象基本上都被道教全部包容，加上道教传入壮族地区后能较全面地介入壮族社会的生产、生活，把壮族古老的原始宗教中的神灵和信仰及后来新产生的神灵与信仰全部融入道教信仰中，因此道教传入壮族地区后能较快地与壮族原始信仰融合——道教吸纳壮族原始信仰中的各种神祇为自己的崇拜对象，壮族原始宗教则借助道教的宗教仪式来完成信仰实践的过程。佛教在壮族地区影响不大，原因是多方面的。《广西通志·宗教志》认为："广西佛教虽从海路传入较早，但通道旁区域经济不发达，文化较闭塞，广大地区尚属土著民族势力。原始巫教呈压倒优势，外来佛教影响甚微。"佛教作为一种外来宗教，它和壮族的多神崇拜观念有一定的差异。虽然佛教在传入壮族地区的过程中也尽量吸纳壮族民间神祇，注意从壮族民间信仰文化体系中吸取养料，但是佛教和壮族传统文化的交流、融合还是不够的。虽然佛教早在汉代时期就传入广西，但是其寺院多分布在桂东南和桂北等汉族聚居区，壮族聚居区的佛教寺院较少。因此，佛教在壮族地区的传播面并不广，其教徒数量并不多。这不是说佛教在壮族地区的世俗化不成功，而是佛教和壮族的传统文化融合不够，不能全面地介入壮族的社会生产、生活。它对现实和未来世界的看法、解决问题的手段，都不能满足壮族民众的精神需求。壮族先民对待人生抱着积极的态度，他们热爱生活，在生产斗争中遇到种种无法解决的困难时，也会乞求神灵的帮助，如上山狩猎希望能猎获野兽且不被伤害，春种缺水希望雷神降雨。人们崇拜神灵的目的是为了解决现实生活中的实际困难，如果崇拜的神灵不灵，人们就会对它加以惩罚，迫使它为自己的现实需求服务。如久旱要求雷神降雨，若总是不降雨，人们便将庙中的神像捆绑倒吊，抬去游村，给人鞭打、泼水，令其上天通报雷王，限期降雨。这种以实用为主的信仰观念和佛教的因果报应观念是完全背道而驰的。反之，壮族原始信仰在与道教、佛教交流的过程中，广泛地吸收了道教、佛教的信仰资源，成为新的民间宗教信仰。壮族民众在参加宗教祭祀活动时，并不在意它属于哪一个宗教，而是在意它是否与地方及民族传统文化有关。壮族民众真正崇拜的是混杂了来源不同的信仰和仪式的民间宗教。

因此，佛教传入壮族地区后，其原有的宗教理论没有得到很好的发展，又不能适应壮族社会的生产、生活需要，佛教的影响不大就不足为奇了。

二、道教、佛教对壮医药的影响

1. 道教对壮医药的影响

随着道教传入壮族地区，道家的代表人物老子和庄子等人的思想也逐渐在壮族民间为人熟知，壮医药根植于壮族民间传统文化的土壤，我们可以从壮医的部分理论中看到道家思想对壮医药的影响。

（1）道家的宇宙观与整体观对壮医药的影响

道教的教理教义都是围绕生命展开的，生命问题是道教思想的枢纽。道教认为，人类只有顺应自然界的变化而变化，才能达到颐养天年的最终目的。这与壮医理论中的"天、地、人三气同步学说"较为相似，"天、地、人三气同步"是根据壮语"人不得逆天地"或"人必须顺天地"意译过来的，其主要内涵如下：①人禀天地之气而生，为万物之灵。②人的生长、壮、老、死生命周期，受天地之气涵养和制约，人气与天地之气息息相通。③天地之气为人体造就了生存和健康的一定"常度"，但天地之气在不断地变化。日夜小变化，四季大变化，是为正常变化；而地震、火山、台风、洪水、陨石雨等则是异常变化，是为灾变。人作为万物之灵，对天地之气的变化有一定的主动适应能力，如天黑了会引火照明，天热了会出汗，天冷了会加衣被，洪水来临会登高躲避，等等。甚至妇女月事也与月亮的盈亏周期有关。对于天、地、气的这些变化，人如能主动适应，就可维持生存和健康的"常度"；如不能适应，就会受到伤害并导致疾病的发生。④人体也是一个小天地，是一个有限的小宇宙单元。壮医认为，整个人体可分为三部：上部天（壮语称为"巧"），包括外延；下部地（壮语称为"胴"），包括内景；中部为人（壮语称为"廊"）。人体内三部之气只有同步运行，制约化生，才能生生不息。形体与功能相一致，大体上天气主降，地气主升，人气主和。升降适宜，中和涵养，则气血调和，阴阳平衡，脏腑自安，并能适应大宇宙的变化。⑤人体的结构与功能，先天之气与后天之气，共同形成了人体的适应能力与防卫能力，从而达到天、地、人三气同步的健康境界。

可见道教的"道法自然""天人合一"的哲学思想与壮医"天、地、人三气同步学说"有异曲同工之妙。

（2）道教"祝由符咒"对壮医药的影响

除了理论方面，道教的"祝由符咒"对壮医药也有一定的影响。"祝由符咒"是古时道家用来祈祷、祭祀，以祈求先祖庇佑、鬼神宽恕的法术，也被巫医和道医用作一种治病手段，他们认为通过"祝由符咒"可将蛊毒驱除体外。道教的"祝由符咒"除用以祈福攘灾外，主要用来为人治病。此法可使病人排除焦虑、紧张、忧郁等不良情绪，从而使气机调畅。

壮族传统信仰观念认为，灵魂能支配人的精神，并对生物体的生命起着庇佑的作用，是一种超自然的力量。如果一个人丧失了灵魂，其躯体就会丧失活动和生长能力，呼吸也就随之停止而死亡，因此魂能保命和保身体健康。"丢了魂"就会生病，而举行招魂仪式就能治病。壮族民间至今仍然流行着多种以"攘鬼降神"为主要内容，以祈求"神灵"庇佑、"病去人安"为目的不同形式的巫医活动。

（3）道教"服气导引"对壮医药的影响

"服气"是一种以气息吐纳为主，以导引、按摩为辅的养生技法；"导引"是用意念以自力引动肢体运动，以使气血平和。壮医也强调"未病先防"在养生保健中的重要作用。壮医通过一些传统的舞蹈动作来缓解和治疗部分疾病。根据宁明花山崖壁画及壮乡铜鼓上的舞蹈造型、气功图谱及沿袭至今的在农闲、节日里开展的一些传统健身活动，可知壮族人民崇尚气功，这与道教的"服气导引"是分不开的。

2. 佛教对壮医药的影响

佛教虽然早在汉代时期就已传入广西，但是壮族聚居区的佛教寺院并不多。在历史上，佛教在壮族地区的传播面并不广，其教徒数量并不多，其对壮族文化的影响不如道教。佛教对现实和未来世界的看法、解决问题的手段，都不能满足壮族民众的精神需要。但这并不能说佛教对壮医药没有影响，在佛教传播的过程中，佛教的部分教义和思想与壮医药的思想也有相似之处。

佛教的"四大"与壮医药:"四大"是佛教用语,指地、水、火、风这四种物质,佛教认为这四种物质是构成世界的基本元素,一切物质为"四大"所生,人身也是由"四大"构成,"四大"平衡则人体健康,"四大"失衡则发病。这种"四大"理论与壮医药的三气同步理论有相似之处。壮医三气同步主要是通过人体内的谷道、水道和气道及其相关的枢纽脏腑的制化协调作用来实现的。谷道(壮语称为"条根埃")主要是指食管和胃肠,其化生的枢纽脏腑在肝、胆、胰。水为生命之源,人体有水道进水、出水,与大自然发生最直接、最密切的联系。水道与谷道同源而分流,在吸取水谷精微营养物质后,由谷道排出粪便,水道则主要排出汗、尿。水道的调节枢纽为肾与膀胱。气道是人体与大自然之气相互交换的通道,进出于口、鼻,其交换枢纽脏腑为肺。三道畅通,调节有度,人体之气就能与天地之气保持同步协调平衡,即健康状态;三道阻塞或调节失度,则三气不能同步而致疾病丛生。

可见佛教"四大"的病因学说与壮医的三气同步理论异曲同工,除此之外,佛教普度众生的慈悲思想和救死扶伤的医学道德观对壮医的医德医风也有积极的影响。

三、壮族巫术文化与壮医药

1. 壮族巫术文化

一方面,壮族先民由信仰鬼神而产生了巫文化,在原始社会图腾崇拜的基础上,壮族先民有关巫的思想观念根深蒂固,至今仍可见其遗风。另一方面,从流传至今的壮族民间叙事歌谣、传说和民间故事等口头文学中,可以窥见壮族先民对待自然、社会、人体以及它们相互之间的关系。

据研究,左江崖壁画表现了壮族先民对日、月、星辰的崇拜,对此古籍不乏记载,直到近现代,壮族地区的巫风仍有所遗存。巫文化对壮医药的影响,先是"巫""医"合一,后是"医""巫"并存,最后"医"盛于"巫"。古时壮巫分巫婆和魔公,主家有病痛或灾难时,请巫婆和神对话,问明病灾的缘由,再择吉日请魔公行法事,杀畜禽敬祭,劝离神仙,禳解厄难,舞刀剑、烧油锅、镇妖赶鬼。壮族民间传说三界公能驱邪除魔,保境安居,奉为医神,而立庙祭祀,旧时壮族地区较大的村寨都立有药王庙,每年定期祭祀,这就是巫文化的反映。从考古发掘资料来看,春秋战国之后,广西壮族地区就已出现巫觋。据我国考古学家研究,广西左江流域崖壁画中的舞蹈人群图像应是宗教祭祀图像，画面中心装束特殊、气宇轩昂的高大正身人像应是祭典的主持者，是主持祭典的巫觋和领舞人。据考证，该崖壁画是壮族先民在战国至两汉时期创作绘制的，至今已有 2000 多年的历史。壮族先民重巫，文献中不乏记载，汉代越巫风曾在中原地区广为传播。《史记》卷十二《孝武本纪》中记载："是时既灭南越，越人勇之乃言'越人俗信鬼，而其桐皆见鬼，数有效……乃今越巫立越祝祠，安台无坛，亦祠大神上帝百鬼，而以鸡卜。'"可见壮族巫文化影响之深广。清代时期，壮族地区仍盛行巫风。直到现代，壮族地区仍见巫之遗风。

2. 壮医药与壮族巫文化的关系

医巫同源、医巫并存是壮族地区文化发展的特点，对壮医药产生了重大的影响。壮族医药中医巫并存的情况长期存在，壮医药对某些疾病确实有较好的疗效，往往以巫医的形式出现，这在新中国成立以前，特别是边远山区的壮族民间更是如此。宁明花山崖壁画的人物形象，除了舞蹈动作，还有些可能是诊疗图，既有施术者和持器（具）者，又有受术者。结合崖壁画的祭祀场面，联系壮族先民的巫文化特点，应当说崖壁画有巫医治病的内容。刘锡蕃《岭表纪蛮·杂述》对此有明确的记载："蛮人以草药医治跌打损伤及痈疽疮毒外科一切杂疾，每有奇效，然亦以迷信出之。"并有目睹为证："予尝见一患痈者，延僮老治疾，其人至，病家以雄鸡、毫银、水、米、诸事陈于堂。术者先取银纳袋中，脱草履于地，取水念咒，喷患处，操刀割之，脓血迸流，而病者毫无痛苦。脓尽，敷以药即愈。"这确实是对历史上壮医治病的比较客观的记载，直到现代，壮医仍然在某种程度上保留着这种独特的治疗形式，不同的是，念咒的角色由患者的亲属来担任。如果把这种治疗形式视为纯粹的迷信加以摒弃，无疑会连同其中合理的医学内容一起丢掉。念咒语、喷符水并不妨碍壮医的施术和用药，也不能否定壮医的确切疗效，有些历史记载说壮族"病不服药，惟事祭寨"是片面的，至少是夸大了巫的作用。

参考文献：

[1] 黄庆印. 论壮族哲学思想特点及其研究意义 [J]. 广西民族学院学报：哲学社会科学版，1995（1）：36 - 39.

[2] 马克思，恩格斯. 马克思格斯选集·德意志意识形态节选：第 1 卷 [M]. 北京：人民出版社，1995.

［3］黑格尔. 哲学史讲演录：第 1 卷［M］. 北京：商务印书馆，1983.

［4］民族院校公共哲学课教材编写组. 中国少数民族哲学和社会思想资料选编［M］. 天津：天津教育出版社，1988.

［5］李富强. 人类学视野中的壮族传统文化［M］. 南宁：广西人民出版社，1999.

［6］朱名遂，谢春明. 广西通志·宗教志［M］. 南宁：广西人民出版社，1995.

第四章　壮医药与壮族稻作文化

中央民族大学梁庭望教授在《水稻人工栽培的发明与稻作文化》一文中提出："中国是世界上最早发明水稻人工栽培的国家；最早发明水稻人工栽培的是江南越人的先民，江南越人是当今江南汉族和华南西南壮侗语诸族（壮族、侗族、布依族、傣族、黎族、仡佬族、水族、仫佬族、毛南族）的祖先，壮侗语诸族的先民对中国最早发明水稻人工栽培做出了重大贡献。"中国是世界上最早发明水稻人工栽培的国家，稻作文化是中华文明和世界文明的重要文化遗产。稻作文化是骆越文化的重要标志，出土文物及研究表明，古骆越地区有广泛的野生稻存在，骆越人较早认识野生稻，和苍梧人、西瓯人一起，最先发明了水稻人工栽培法，为中华民族和全人类做出了巨大的贡献。

第一节　壮族稻作文化及其特征

壮族先民把野生稻驯化为栽培稻，是我国最早创造稻作文明的民族之一。生产方式决定文明类型。壮族是稻作民族，他们称水田为"那"，冠以"那"字的地名遍布珠江流域及整个东南亚地区。文化生态学视野中的壮族文化，不仅表现为一种稻作文明类型，而且以其整体性显示出区域文化的个性特质，"那"字地名蕴藏的稻作文化和民族文化的丰富内涵，成为生息于这一地区的人们共同的鲜明标志和历史印记，故我们称之为"那文化"。

壮族先民居住的珠江流域属亚热带，地理气候环境适宜水稻种植。这一地区自古以来就是我国典型的稻作文化区，野生稻分布广泛，是稻作农业的起源地之一。壮族先民在长期采集野生稻谷的过程中，逐渐认识和掌握了水稻的生长规律，"从潮水上下"，垦殖"雒田"，栽培水稻。湖南省南部道县玉蟾岩遗址和广东省英德市牛栏洞遗址发现距今约1万年的稻谷遗存，根据历史文献记载、考古发现和体质人类学研究，这一地区的原始人类就是壮侗语诸族先民，汉族、瑶族、苗族等民族是秦汉以后才陆续进入这一地区的，证明壮族先民是这一地区稻作文明的创造者。史书记载的"雒田"，实为越语的

"麓那"，意即山岭谷地间的一片田的半音半义的译称。至今，在广西、广东等古越人居住的珠江流域广大地区，仍保留着大量的含"麓"（雒、六、禄、渌、绿、鹿、罗）的地名。含"那"（意为水田）字的地名则更是不计其数。此外，汉语古籍如《山海经》《诗经》《说文解字》中的"耗""膏""糇"等字，是壮语称野生稻、稻、稻谷、稻米、稻米饭的汉字记音。遍布壮族各地的冠以"那"字的地名，大者有县名、乡（镇）名，小者有圩场、村庄、田峒、田块名，形成了特有的地域性地名文化景观，构成了珠江流域特有的一种文化形态。而华南到东南亚"那"地名分布的广大地域，则形成了"那文化圈"，具有深层的文化内涵。壮族及其先民在长期的历史发展过程中，形成了一个据"那"而作，依"那"而居，赖"那"而食，靠"那"而穿，因"那"而乐，为"那"而用，因"那"而涵化的以"那"为本的生产生活模式及"那文化"体系。

一、据"那"而作的生产文化

其主要表现为双肩石斧和大石铲文化。双肩石斧等新石器工具的出现，产生了原始农业，野生稻被驯化为栽培稻。为适应稻作农业的发展，壮族先民不断创造由简单到复杂、由低级到高级的生产工具。新石器晚期出现的大石铲文化，就是壮族先民稻作生产方式及其功利目的的产物。20 世纪 50 年代以来，在邕江及其上游流域发现 60 多处距今约 5000 年的颇具规模的大石铲遗址。大石铲通体磨光，棱角分明，曲线柔和，美观精致。特别是那种形体硕大、造型优美、磨制精致的石铲，成为一种艺术珍品，令人惊叹不已。大石铲是从双肩石斧演变而来的，是适应沼泽地和水田劳作的工具，随后演化为一种祭祀神器，它注入了古老壮族先民对大石铲的无比崇敬，对丰稔的虔诚祈求，对劳动的热情。大石铲的产生，标志着新石器时代壮族先民生产力的巨大进步，稻作农业发展已具有一定的规模和水平，标志着他们源于稻作生活的祀神意识、审美观念和艺术创造达到了相当的高度。

二、依"那"而居的居住文化

其主要表现为干栏文化。壮语称房屋为"栏"，把在一个底架上建造的住宅称为"干栏"，或称"更栏"，意为架设在上方的房子。壮族的聚落主要分布在水源丰富的田峒周围，其干栏则沿着田峒周围的山岭，依山势而建，其建筑形式是用木柱穿斗架檩，构成离地面相当高的底架，再在底架上建造住宅，楼上住人，楼下圈养牲畜和贮存物件。这种建筑形式为适应南方山区潮湿多雨、地势不平的环境而营造，具有防潮、防兽害、防盗、利于通风采光和节约用地的特点。《魏书·僚传》记载，最初是"依树积木以居其上，名曰干阑。干阑大小，随其家口数"。经过长期的历史发展，干栏从建筑过程到其整体和局部的结构及功能特征，都具有丰富的文化内涵。干栏建筑反映了壮族先民对自然环境的适应力，是我国古代建筑遗产的重要组成部分，这种建筑形式如今在我国南方山区乡村中仍在应用。

三、赖"那"而食的饮食文化

20世纪60年代起，考古工作者就在邕宁、武鸣、横县、扶绥等县（区）沿邕江及其上游左江、右江两岸新石器时代早期贝丘遗址中发现了石杵、石磨棒、石磨盘、石锤等加工谷物的工具，在桂林市甑皮岩遗址出土了距今9000多年的新石器时代早期的陶片。根据遗传学资料，当时这一地区加工的谷物主要是稻谷，因为麦、粟等是后来传入这一地区的，而根据民族考古学，陶器是适应食用谷物的需要而出现的。这些表明壮族地区早在距今9000多年的新石器时代早期便开始食用稻米，并发明了与食用稻米有关的杵、磨、锤、陶罐等加工工具和炊煮工具。成书于公元前1100多年的《诗经》中的《大雅·公刘》中有"乃积乃仓，乃裹餱粮"的"餱粮"（又写作"糇粮"），源于古越族语言，与北方的"粮"同义，至今壮族仍称稻、稻谷、稻米、稻米饭为"糇"或"膏"。这就说明，壮族先民在远古时代就学会将稻米煮熟食用，而且随着稻的传播，传入我国中原地区，并被记录于《诗经》之中。壮族和傣族民间都有"水里有鱼类，田里有稻米"的俗语，这就是壮族先民"饭稻羹鱼"，赖"那"而食，以"那"为中心的饮食文化的生动反映。壮族先民适应自然环境，反复地筛选、培育糯稻，并广泛种植，使之成为生活中的重要食物，形成了以糯米为主食的粮食加工制品。除以糯米作为主食外，还用糯米做五色糯米饭、糍粑、粽子等，形成了喜食糯米的一系列民间习俗文化。

四、靠"那"而穿的服饰文化

壮族先民稻作农业的发展，带动了棉、麻纺织业及服饰加工业的发展。

壮族地区富含细长纤维的麻类资源丰富，不仅有野生麻，而且还有人工种植的麻，因此麻纺织业有着十分悠久的历史。壮族地区新石器时代文化遗址中就出土了石制和陶制的纺轮，是用于麻纤维旋转加捻的工具。《汉书·地理志》记载："粤地……处近海，多犀、象、玳瑁、珠玑、银、铜、果、布之凑。"颜师古注："布谓诸杂细布皆是也。"我国古时称布的主要是麻、苎、葛等植物纤维织品，《小尔雅》记载"麻（苎）葛曰布"，说明壮族很早以前就能用麻类纤维织布了。广西平乐县银山岭战国墓出土的遗物中，男墓有兵器而无陶纺轮，女墓有陶纺轮而无兵器，反映了当时壮族先民男女自然分工，女子主要从事纺织的社会现象，说明麻纺织业已有了较大的发展。《尚书·禹贡》说扬州"岛夷卉服，厥篚织贝"，这里的扬州是指淮河以南至南海的广大地区，贝就是吉贝、劫贝、古贝的省称，古贝当其音译，织贝即用棉花制成的织品，壮侗语族的壮语、布依语、临高语、傣语、黎语，以及越南的侬语、岱语，老挝的老语，泰国的泰语等称棉、棉花等，是同源词，并与吉贝、劫贝、古贝的"贝"有关，说明这些民族在迁居各地之前，种植和使用棉花已经是他们共同的生活中的一部分。因此，可以说壮族先民是最早种植和使用棉花的民族之一。

五、因"那"而乐的节日文化

节日文化体现整个民族文化的全民性、认同性。壮族节日文化和稻作农耕生活密切相关，是物质文化、行为文化和观念文化混为一体的表现形态，是稻作文明类型和壮族文化群体的象征。围绕着稻作农耕，在壮族先民的观念中形成了一系列的崇拜对象，并形成了以祭祀这些崇拜对象为中心的节日活动。例如，红水河一带从农历正月初一到十五过蛙婆节，举行祭祀蛙神活动；新年祭祀牛栏；春节过后举行开耕仪式；插秧时举行祭祀秧田活动；农历五月、六月秧苗返青时过禾魂节和牛魂节，举行祭祀禾苗和祭祀牛魂仪式；稻谷结实泛黄时过尝新节；农历十月霜降收获以后过糍粑节。每个节日都举行一定的仪式并有相应的壮族歌谣，不少地方在插秧、收割时都举行隆重的峒场歌会，通过这些活动以满足他们对物质生活和精神生活的追求。

六、为"那"而用的宗教文化

壮族的宗教有三个层次：①原始宗教；②原生性民间宗教，即麽教和师教；③人为宗教，即道教和佛教。原始宗教的自然崇拜、鬼神崇拜、图腾崇拜和生殖崇拜大抵只是残余形态，它们受到渔猎文化的涵化，也受到稻作文化的涵化。唯有祖先崇拜比较"顽强"，并且被纳入稻作文化系统之中。祭祖先的目的在于祈求人丁兴旺，老少平安，稻谷丰登，禽畜繁衍，也同样用稻米制品及其转化物去祈求这两种生产的繁荣。至于原生性民间宗教和人为宗教，其教义和仪式的中心也都是祈求人丁兴旺、老少平安、稻谷丰登、禽畜繁衍，也同样用稻米制品及其转化物去祈求这两种生产的繁荣。从总体上来看，都纳入稻作文化系统之中。《壮族麽经布洛陀影印译注》收入的 29 种经书中，物的生产部分是以水稻为中心的，各部在造天地之后，便造田、菜园、干栏、牛、泉水、水车、谷仓，接着先招稻魂，然后招牛马魂、猪魂、鸡鸭鹅魂，最后招鱼魂，可见水稻的中心地位明显。

七、因"那"而涵化的艺术文化

壮族的文学艺术充满浓厚的稻作文化氛围，首先是神话。古越人崇拜蛙，尤其壮族，蛙是全民族最尊崇的图腾。神话说，壮族三大神是三兄妹，大哥雷公是天神，二哥布洛陀是地神，三妹图额是水神（鳄鱼、犀牛、河马的合体），大哥与三妹私通，生了个怪胎蛙神。它本与父亲住在天上，后来被派到人间做天使，田间有虫它去捉，田间缺水它叫父亲放水。后来被尊为"祖先"，壮话称它为"龚叟"，意思是"你们的祖爷"。三兄妹显然是渔猎文化的代码，蛙则是稻作文化的代码，这里用神话来演绎壮族从渔猎经济到稻作农耕的演变。壮族稻种来源的神话叫作《狗偷稻种》，说稻种是狗到天上偷来的，因此从前广西西北部壮族人民新谷登场的第一顿米饭得先打一碗喂狗，感谢它偷来稻种。由于壮族先民带狗打猎中发现狗身上粘着野生稻粒，引起人们的注意而发现稻种。在壮族的洪水神话《布伯的故事》里，起因是雷王制造天旱导致田裂，布伯上天强迫雷王下雨，雷王制造洪水报复。而在传说故事、民歌等艺术中，与稻有关的作品比比皆是。花山崖壁画上人身蛙形的蛙神图像、铜鼓上的蛙立雕，都是稻作文化的体现。

第二节　壮医药与稻作文化

大量的考古资料也已证明，壮族是一个典型的稻作民族。据专家考证，广西左江、右江地区及邕江流域是壮族先民——西瓯、骆越民族的原始家园和稻作农业的起源中心之一。稻作文化是西瓯、骆越民族的基本或者说主要的文化特征。

一、稻作文化与壮医药起源

据考证，早在距今 9000 多年的新石器时代早期，广西壮族地区就出现了最初的稻作农业，其后壮族稻作文化历代均有发展。直至今天，稻作文化对壮族社会生活方方面面的影响仍然根深蒂固。医药的起源，与原始农业及畜牧业的发展有着十分密切的关系。关于医药起源的传说很多，《帝王世纪》记载："伏羲氏……乃尝味百药而制九针，以拯夭枉焉。"《史记纲鉴》记载："神农尝百草，始有医药。"《史记·补三皇本纪》记载："神农氏以赭鞭鞭草木，始尝百草，始有医药。"在关于医药起源的传说中，较多的是关于伏羲氏和神农氏的传说。后世多数人认为，神农氏可视为原始农业的代表，而伏羲氏则为早期畜牧业的代表，表明医药的起源与原始农业和原始畜牧业有密切的关系。这些有关医药起源的传说，不仅是我国传统中医药起源的写照，而且也是壮医药起源的真实写照。

在氏族社会的末期，壮族地区的工具制作技术已有所进步，原始农业和渔猎经济都有了较显著的发展。壮族地区原始农业的发展，使壮族先民在农作物栽培的过程中，有条件对更多的植物进行长期细致地观察和进一步的尝试，使部分野生植物药由野生变为人工栽培，从而认识更多的植物药。而渔猎经济的兴起，又为壮族先民提供了较多的鱼肉类食物，在实践中，壮族先民又认识了一些动物药。经过反复的实践与观察，并对这些原始朴素的经验加以总结，逐渐有了壮族药物的起源。

二、稻作文化与壮族养生防病

通过长期的生产、生活实践，壮族人民用自己非凡的智慧，不仅创造了悠久灿烂的壮族文化，而且还创造了与稻作文化密切相关的，人们喜闻乐见的，具有民族内涵的壮族传统体育文化，产生了打铜鼓、打扁担、踩风车、蚂蚓舞、抛绣球等风格独特的壮族传统体育项目。这些壮族传统体育项目极接近自然，或是劳动的再现，或是技术动作的升华，大多数是反映稻作过程中的农耕、祭祀、民俗等。因此，壮族传统体育项目成为壮族人民生活中重要的组成部分而世代相传。

打铜鼓源于 2000 多年前的西瓯、骆越民族举行祭祀和召集战斗的活动。战国时代绘制的广西左江流域花山崖壁画群中,展现打铜鼓的场面比比皆是。秦汉以后,封建王朝对岭南的统治不断加强,政治逐步稳定,社会经济不断发展,各民族之间广泛开展经济、文化交流,打铜鼓活动也在各民族间广泛开展。众多研究已证明,铜鼓文化是源于稻作农业的一种文化。铜鼓纹饰中太阳、雷纹、水波纹以及蛙纹等都与稻作文化有关。壮族民间收藏铜鼓时,有用稻草绳拴其耳,或将铜鼓倒置盛满稻谷的习俗,谓之"养鼓"。铜鼓的功能主要是在家中用稻谷养铜鼓以增加其灵性,或者与神灵沟通,或者传递信息。壮族先民创制的铜鼓,最初是作为炊具之用,以后逐渐扩展到以鼓娱神、以鼓祈雨、以鼓聚众、以鼓号令军阵、以鼓歌舞、以鼓作为权力与财富的象征,等等。稻作文化与铜鼓文化的形成与发展,是一个相互影响、相互促进的过程。壮族民间有一句俗语:"铜鼓不响,庄稼不长。"由铜鼓而形成的打铜鼓活动,可以说与稻作农业有很大的关系。打铜鼓现已成为壮族人民喜闻乐见的一项民族传统体育活动。如今红水河流域的东兰、天峨、巴马、凤山等地,壮族聚居区每年的蚂蚜节依然盛行打铜鼓。击打时,铜鼓后面还有一个人持木桶套于鼓后,这样一敲一拉,发出"咚呼""咚呼"的音响节奏。鼓声协调悦耳,击鼓者伴着旋律边鼓边舞。他们充分施展自己的拿手技艺,时而左旋,时而右转,动作刚劲敏捷,快慢相间,鼓声此起彼伏,节奏分明;鼓阵庄严雄浑,动人心魄。打铜鼓动作粗犷古朴,情调高昂,体现出壮族人民淳朴、刚毅和勇敢顽强的民族精神。打铜鼓活动不但可以增强人的力量、灵敏性和耐久力等,而且还可以培养人们坚毅、果敢、勇于进取和积极向上的优秀品质。

扁担是人类最早使用、也是保持时间最久的运输工具之一。由谷物加工劳动形成的打扁担是深受壮族民间喜爱的体育活动,是一种由壮族稻作生产劳动发展演变而来的体育活动,因器具用扁担,故名"打扁担"。打扁担起源于"打春堂",壮话叫"特榔",也称"谷榔""谷鲁榔",当地人又称打扁担为"虏烈""打虏烈"。打扁担的场地可大可小,人数为四人、六人、八人、十人不等,以双数为宜。打扁担时,大家围在长凳两边每人拿着扁担,双手握扁担中部,按传统节奏用扁担两端敲打长凳,打法变化多端。打扁担活动的传统套路是根据壮族人民的劳动过程来设计的,有"打春堂""全家乐"

"大团圆""插秧""车水""打谷""庆丰收"等。动作有上下对撑，有站立和下蹲，有原地和行进，还有转身和跳跃，加之伴以锣鼓和不时发出的"咳咳"呼声，表现出强烈的节奏感。节日的打扁担活动是模拟农事活动中的耙田、插秧、戽水、收割、打谷、舂米等姿势动作，既是对稻作生产过程的模拟再现，也是对全年生产活动的总结，更是祈望通过轰轰烈烈、喜庆热闹的类同性表演庇佑来年的稻作生产。

水稻种植需要耐心、细心、恒心。长期的稻作农耕，磨砺了壮族人民的性格，形成了温和内向、吃苦耐劳、耐心忍性、互助礼让、外柔内刚的民族性格。水稻是一种比较娇气的农作物，种植需要经过整秧田、浸种、育秧、耙田、插秧、返青、分蘖、幼穗分化、孕穗、抽穗、乳熟、黄熟、完熟等10多个大小阶段和程序。从秧苗如针开始的几个月里，人们就必须像抚育婴儿那样精心护理，随时注意气温、排灌、催肥、耘田、防虫、防病、防倒伏。收割期还要防禽畜祸害和梅雨天气，耐心细致，急躁不得。水田和旱地不同，前者要选择阳光充足、地面较平、靠近水源、不旱不涝的地方，不是随便找一块地就可以耕田的，因而要求人们的居住地相对稳定，尽量减少流动。这就形成了人们温和内向、不喜流动、不爱张扬、耐心忍性的性格。现在人们看到的桂林山水、八宝风光，殊不知古代这些地方森林环绕，数百里无日色，炎热多雨，瘴气弥漫，虫蛇怪兽遍地横行，并非人类理想的生存之地。宋代，广西仍被称为"大法场"（宋代周去非的《岭外代答》），唐代、宋代、元代、明代时期广西是贬谪犯人的地方。唐代诗人沈佺期被流放路过广西北流时写道："昔传瘴江路，今到鬼门关。此地无人老，迁流几客还。"在这样的条件下，人们要冒酷热瘴气泡在水田里，其辛苦可想而知。天长日久，壮族人民磨炼出吃苦耐劳的品格，表面温和，内心坚强；没有攻击性，但在维护自己的劳动成果时十分勇敢。因此，《赤雅》曰："假兵鸷悍天下称最。"这就是壮族人民外柔内刚的直接体现。汉族是农业民族，壮族也是农业民族，在文化上容易相通，壮族人民学到了儒家的温良恭谦，甚至把二十四孝改编为24首长诗，这在中原地区也是没有的。

从河姆渡文化的发掘中得知，在七八千年前，百越民族的祖先已有种植水稻的历史。到骆越时代，壮族先民不仅会种植水稻，而且大量种植棉花和纺纱织布，把稻作文明推向更高的程度。谷以养命，布以御寒，谷从土生，故壮族人民也被称为"土人"。古人称水田为"那"，意为山岭谷地间的一片田，"那"字蕴藏着壮族先民稻作文化的丰富内涵。由"那文化"产生的陶器文化和大石铲文化，对烧煮食物、饮食卫生的发展起到了促进作用，尤其是壮族先民发明陶器后渔猎熟食的进步，更有利于人体各组织器官特别是大脑的发育成长，预防和减少了肠胃病的发生，体现了壮族先民养生防病观念的初步形成。值得一提的是，壮族先民奇特的"防治未病"的卫生习俗——鼻饮。《汉书·贾捐之传》云："骆越之人，父子同川而浴，相习以鼻饮。"《魏书·僚传》亦云："僚者，盖南蛮之别种……其口中嚼时并鼻饮。"宋代范成大著的《桂海虞衡志》云："南人习鼻饮，有陶器如杯碗，旁植一小管若瓶嘴，以鼻就管吸酒浆。暑月以饮水，云水自鼻入咽，快不可言，邕州人已如此。"宋代周去非著的《岭外代答》云："鼻饮之法，以瓢盛少水，置盐及山姜汁数滴于水中，瓢则有窍，施小管如瓶嘴，插诸鼻中，导水升脑，循脑而下入喉。富者以银为之，次以锡，次陶器，次瓢。饮时……然后水安流入鼻，不与气相激。既饮必嗌气，以为凉脑快膈，莫若此也。"鼻饮具有"凉脑快膈"的功效，这是壮族先民为了抵御南方湿热地气和动植物腐臭之气混合而成的瘴毒及防暑降温而创造的一种保健习俗。至今，壮医使用的洗鼻雾化疗法，对鼻病、喉病、呼吸系统病证均有一定的防治效果。

第三节　壮医理论与稻作文化

一、稻作文化孕育了壮医"三道"理论

稻作文化是骆越文化的重要标志，是中华文明和世界文明的重要文化遗产。出土文物及研究表明，古骆越地区有广泛的野生稻存在，骆越人较早认识野生稻，与苍梧人、西瓯人一起，最先发明了水稻人工栽培法，为中华民族和全人类做出了巨大的贡献。南宁市亭子圩遗址出土的原始稻谷脱壳工具，经碳-14年代测定，年代为距今11000年，仅次于湖南省道县壮族苍梧部祖先留下的距今20000～12000年的炭化稻粒，比江西省万年县距今10000年的稻谷遗址早了至少2000年。早在骆田时代，骆越人就已经掌握了整治田畴技术，利用潮水涨退选择田块。《史记·南越王传》索引《广州记》云："交趾有骆田，仰潮水上下，人食其田，名为'骆人'。"广西民族学家覃乃昌先生说："壮族地区早在距今9000多年就出现了原始的稻作农业，成为稻作农业的起源地之一。"

由于水稻在壮族生活中的地位举足轻重，对壮族人民心理产生了深刻的影响，形成了对水稻的特殊观念。①稻米高贵观念。壮族人民认为稻米来自天上，非人间作物，因而在一切粮食作物中，稻米等级最高，故祭祀、宴请贵客一定要用大米食品。②稻魂观念。壮族人民认为，田有田神，禾有禾神，开耕前要祭祀，减收要招禾魂。③稻人互渗观念。中国古代普遍有天人感应观念，这种观念体现在《周易》中。壮族人民对水稻就保留了这种观念。古时歌圩，要让男女青年在田间模拟交媾，认为这样禾苗灌浆才饱满。插秧时如果让穿白衣人先下田，不仅失收，而且还要遭到报应。有的地方认为歌圩上唱歌越多，禾苗越高兴、越丰收。有的地方还认为稻草或禾苗可以避邪，挂一把于门外可辟百鬼；有的人挂一小把稻草在腰间，可避野鬼，走路时心中有安全感。④稻米即生命的观念。壮族人民普遍认为稻米代表人的生命，故以之添寿。壮族老人过生日时，要由子女在师公诵经时往其寿门缸里面添新米，故壮族人民把做寿称为"补粮"，意思是里面的米可以掏出一点熬粥补寿，但绝对不能掏空，否则意味着生命即将终结，不吉利。因此，壮族把人的幸福长寿就叫作"稻米命"，苦命就叫作"（野）菜命"。这些观念到现在并没有发生很大的改变。

　　壮族稻作文化的兴起，不仅对壮医药的起源起到了积极的促进作用，而且对壮医药后来的发展也有着深刻的影响。壮族是一个典型的稻作民族，稻作文化直接与"食"有关，随着稻作技术的不断进步，壮族人民餐桌之物越来越丰富，并逐渐总结出"食"对养生保健、祛病逐邪的作用。壮医素有"药补不如食补"之说，即与稻作文化及饮食文化有密切的关系。壮族稻作文化还与壮医理论的形成有密切的渊源关系。据考证，壮族是我国最早种植水稻的民族之一，壮族先民在实践中直观地观察到，水稻察天地之气以生长，赖天地之气以收藏，而人体则赖谷物以养，一日三餐不可或缺，于是将谷物得以进入人体并消化吸收之通道直接称为"谷道"。壮族先民在实践中还观察到，大自然中水和气对农作物的生长是非常重要的，没有水和气，或者水、气过多或过少，都对农作物的生长非常不利。同样，水和气对人体也是非常重要的，于是在壮医理论体系中，将人体另外两条极重要的水液交换和气体交换的通道称之为"水道"和"气道"。"谷道""气道""水道"三道理论是壮医理论的核心内容之一，其提出源于壮族先民对人与大自然的朴素认识和实践经验的总结，我们可以明显地看出其带有壮族稻作文化的痕迹。

二、稻作文化与壮医阴阳理论

太阳每天清晨从东方升起（重生），给大自然以光明和温暖，傍晚从西边落下（死亡），给大自然以黑暗与死寂，具有死而复生的能力及给万物以生机的能力；同时先民的农耕生产，特别是稻作生产对阳光的需求和依赖，希望太阳多给人们一些光和热，让人们有吃有穿、身体健康。先民们就自然而然地对"生生之谓易"的太阳产生了敬畏的心理，从而萌发了崇拜太阳的思想，尊之为神，称"太阳神"。古人崇拜太阳，必然要仔细观察太阳，研究太阳的运动。而"阴阳"二字就是对太阳运动（生与死）的形象描述。白天，太阳升起（生），光芒四射属"阳"字表述的意蕴，自然界呈现一派生机与活力；黑夜，太阳落山（死），光芒被遮属"阴"字表述的意蕴，自然界呈现一派死气与萧条。于是自然而然地形成了自然界万事万物都是在太阳的生与死即阴与阳的变化中而变化着的，自然而然地太阳上升成为宇宙主宰之神的地位。太阳的光和热不仅是农作物生长的条件，而且太阳的规律运行本身亦为定居的农夫们提供了最基本的行为模式（所谓"日出而作，日入而息"）、基础的空间和时间观念，因此太阳成为人类认识宇宙秩序，给自然万物编码分类的坐标符号。由于人类是借助于太阳的升落而确定东西方位和昼夜之别的，因此它实际上是空间意识和时间意识得以建立的最主要的天然尺度。正是有了日神信仰，才使本来原始朴素的"阴阳"概念上升成为对中国传统文化影响至为深远的阴阳学说。作为一种系统的方法论，阴阳学说形成于晚周秦汉之际，但其基本概念早就孕育在中国上古日神信仰观念的母腹中了。

稻生长在南方，南方气候炎热，昼白夜黑，阴生阳长，因稻作文化的不断发展，由此延伸出了壮医阴阳理论。明代的《广西通志·卷十七》曰，壮族民间"笃信阴阳"。稻作文化使壮族先民对阴阳有了较早的认识，形成了壮医最初的阴阳概念。阴阳对立，阴阳互根，阴阳消长，阴阳平衡，阴阳转化，揭示了大自然万物变化的规律。壮医以阴阳认识人的生老病死、机体的脏腑功能以及人与自然变化的关系，逐步发展形成了阴阳为本理论，并成为壮医的基本理论。

参考文献：

[1] 梁启成，钟鸣. 中国壮药学 [M]. 南宁：广西民族出版社，2005.

［2］罗世敏. 大明山的记忆［M］. 南宁：广西民族出版社，2006.

［3］苏秉琦. 中国文明起源新探［M］. 北京：生活・读书・新知三联书店，1999.

［4］黄汉儒. 中国壮医学［M］. 南宁：广西民族出版社，2001.

［5］梁庭望. 壮族的稻作文化和社会发展探索［J］. 文山师范高等专科学校学报，2006，19（3）：1-5.

［6］梁庭望. 中国稻作文化的保护与开发利用［J］. 河池学院学报，2006，26（4）：63-68.

第五章 壮医药与壮族习俗文化

第一节 壮族习俗文化

一、壮族习俗概述

习俗，即习惯、风俗。著名壮族学者梁庭望教授指出，风俗习惯是人们根据自己的生活内容、生活方式和自然条件，在一定的社会物质生产水平下，自然而然地创造出来的，世代相传，成为约束人们思想和行为的规范。通常我们把民间的各种风俗习惯也称为民俗，它包括生产、生活、礼仪、岁时、社会、信仰、游艺和文艺等方面。

一方水土养一方人。我国地域辽阔，民族众多，56 个民族犹如 56 朵鲜花，竞相争艳，装点着祖国大好河山。由于自然条件与社会环境（生产力及物质文化水平等）的差异，各个民族在长期的历史发展过程中，形成并传承了自己独特的行为习惯和生活方式。《晏子春秋》云"百里而异习，千里而殊俗"，道出了不同地区不同民族习俗的差异性。壮族是祖国大家庭中的一朵奇葩，其习俗文化源远流长，是壮族人民精神生活、物质生活和行为方式的重要表现形式。壮族民俗在服饰、饮食、居住、婚嫁、丧葬、信仰、生产、交通、贸易、社会组织及文化艺术等方面，自然地表露出壮族人民的心理特征、行为方式和语言习惯，是壮民族特征的基本构成要素之一，是将壮族人民联结起来的一条纽带，他们可以从这些民俗中找到认同感。

二、壮族习俗文化的特性

壮族习俗文化具有本民族个性。第一，它与古越人有密切的传承关系。如在语言、文学、生活习俗上可以看到古越人文化的延续。第二，封建性相对较少。如妇女在社会生活中有较大的发言权。第三，地区性的差别较大。某一风俗在壮族各支系各地区中常表现出不同的形态，使壮族风俗具有多样性，这可能与地理环境有较大的关系。第四，具有内向性和隐蔽性。如壮族人民不会从鲜明的外在形象或者张扬的行为个性等方面给人以强烈的印象。第五，受汉族风俗影响较大。如几乎所有的汉族节日都把壮族人民的节日列入日程。

壮医的形成和发展也离不开壮族文化这块肥沃的土壤。壮医与壮族地区的习俗文化有着密切的关系。如壮族习俗"信鬼神，重淫祀"是壮医与巫医并存的根源，断发、文身、服色尚青黑、鼻饮、喜居干栏、捡骨重葬等习俗，亦与医药有关。我们学习壮族的习俗文化，不仅可以了解壮族人民丰富多彩的精神世界、物质创造和行为特点，而且还可以窥探壮医形成和发展的根源及其赖以生存的文化基础。

第二节　壮医药与壮族药市习俗

一、药市传说

壮族地区草木繁茂，四季常青，药材资源十分丰富。每年农历五月初五这天，壮乡各村寨的乡民都去赶药市，将各自采的各种药材运到圩镇药市出售，或去买药、看药、闻药。壮族民间习俗认为，端午节的草药根肥叶茂，药力宏大，疗效最好。这天去药市，饱吸百药之气，就可以预防疾病，一年之中少生病或不生病。

壮族药市的形成与壮族民间流传的"爷奇斗瘟神"的故事有关。古时候有一位医术高明的老壮医爷奇，带领壮族人民大量采集各种山间草药，跟一个在每年农历五月初五就来肆虐人间的瘟神——"都宜"（壮语意即"千年蛇精"）做斗争。这瘟神"都宜"很厉害，凡是有人居住的村寨，它都要去喷射毒气，散布瘟疫，放蛊害人。一家一户对付不了它，一村一寨也奈何它不得。爷奇常年为乡亲们治病，并仔细观察"都宜"的恶行，发现它特别害怕艾叶、菖蒲、雄黄、半边莲、七叶一枝花等草药，于是就教会人们采集这些药材，或挂在家门，或置备于家中，以对付"都宜"的袭击；在"都宜"到来之前，或以草药煎汤内服，或煮水洗浴，就可预防瘟疫流行，即使患了病，也会很快痊愈。因为有的村寨采集的药材较多，有的村寨采集的较少，就出现采集不到齐全的品种，爷奇就建议大家在农历五月初五把家里的药材都摆到街上来，这样一来可以向瘟神"都宜"示威，二来可以互通有无，交换药材品种，交流防病治病的经验。"都宜"发现各个村寨的群众居然贮备了那么多草药，而且联合起来对付它，气焰就不那么嚣张了，最后只好逃之夭夭。奇爷不但教会人们采药，而且教会人们种药，被壮族人民尊为"药王"。后来，赶药市便成了壮乡民俗。如今，壮族聚居的靖西、忻城、隆林、贵港等地都有药市，其中尤以靖西的端午药市最为著名、规模最大。

二、药市与壮医药

据考证，靖西端午药市始于宋朝，盛于明清，至今已有 700 多年的历史。每到端午，当地和周边的那坡、德保、大新等县以及云南富宁县等地的草医药农，将各自采的各种野生新鲜的草药运到靖西县城交易。附近村寨的壮族人民扶老携幼赶往药市去吸百药之气，或向壮医药农请教医药知识，或带回各自所需的草药。赶药市既是交流药材知识和疾病防治经验的好机会，也是壮族人民崇尚医药的体现。

靖西端午药市的形成和发展得益于良好的群众基础和优越的地理环境。靖西市壮族人口占总人口的 99.4%，是壮族主要聚居地之一，当地壮族人民一直延续着端午赶药市的习俗，每年参与药市节的群众多达数万人。靖西位于桂西南边陲、云贵高原东南边缘，大部分处于北回归线以南，属亚热带季风气候，地势较高，平均海拔 800 米，年平均气温 19.1 ℃，年降水量 1600 毫米，极为适宜生物的多样性生长。优越的地理气候条件，使得该市中药、壮药资源十分丰富，拥有物种资源 3000 多种，被誉为百草之乡，为当地各族群众采集、利用植物药及其药市文化提供了丰富的资源条件。有学者经过实地调查，发现进入药市交易的药用植物多达 564 种，其中有名贵药材（如田七、蛤蚧），也有大宗药材（如金银花、薏苡仁），还有常用地道壮药（如钻地风、九节风、黄花倒水莲、藤杜仲、鸡血藤、岩黄连等）。截至 2014 年，靖西已成立中草药种植专业合作社 5 家，建立连片种植中草药材示范基地 14 个，种植中草药材品种 20 多种，总面积达 1400 公顷。靖西端午药市的发展，对当地壮医药的开发利用发挥了重要作用。

第三节　壮医药与壮族生活习俗

一、文身

文身，又叫刺青。在人体皮肤上绘制花纹图案，然后以针刺破皮肤，再用颜料（古代人多用青黛）涂染，待创痕愈合后，即成永久性花纹。壮族先民文身的习俗，见于大量的历史文献记载。《汉书·地理志》曰："（越人）文身断发，以避蛟龙之害。"宋代《太平寰宇记》记载，邕州左江、右江各州"其百姓恶是雕题、凿齿、画面、文身"。古代壮族先民除了狩猎，还有一部分人以渔业为生。在南方的江河湖海，常常有很多蛟龙（即鳄鱼）出没，伤害渔民。渔民出于对蛟龙的敬畏，故在身上画它的形象，打扮成"龙子"，祈求蛟龙视为同类，不要伤害自己。文身习俗的形成最早是出于氏族、部落的图腾标志或称图腾徽号，目的是为了求得图腾神的保佑，如所谓"以避蛟龙之害"者是也；同时又便于彼此间交际和通婚过程中认同和区别；再后来就像衣服上的花纹和银饰一样，被当作一种美的时尚。由于文身需用浅刺针具作工具，更重要的是文身活动带有宗教性质，在一定的历史时期会激励壮族人民去效仿，故文身对壮医浅刺疗法的形成和发展起到了一定的促进作用。

二、断发

断发是古代壮族先民的风俗，即截短头发之意。《庄子·内篇·逍遥游》载"宋人资章甫而适诸越，越人断发文身，无所用之"，所谓断发者，"剪发使短……而不束发加冠之意也"。根据《汉书·地理志》的记载，从吴越到岭南九郡，所有的越人都有断发的风俗。从广西宁明花山岩画上的人物像来看，壮族先民骆越人的发饰确实有断发情况存在。黄现璠著的《壮族通史》指出："断发文身，这是南方海边、大河的近水居民的风尚，同时也是原始民族图腾崇拜的反映。"可见，壮族先民断发的最初目的与文身的相似，追求"以象龙子"，这是古代越人崇拜图腾的一种心态。我们还可以从医疗卫生的角度来看待这一奇特习俗。壮族聚居地区气候属亚热带湿润季风气候，年平均气温在20℃左右，夏季日照时间长，雨量丰沛。壮族先民断发亦可能与天气湿热有关，因断发可以使体温易于散发，常被汗湿的头发更易干爽，同时不易于被钩挂而挫伤，符合卫生要求。

三、凿齿

凿齿与断发、文身一样，也是古代壮族先民的一种毁身为饰的方法。凿齿有两种情况：一种是凿去前齿，再装上假牙。《山海经·海外南经》记载："羿与凿齿战于寿华之野，羿射杀之，在昆仑虚东。"（注："凿齿，亦人也，齿如凿，长五六尺。"）《太平广记·雅州风俗》记载："邛雅之夷僚，妇人娠七月而产……长则拔去上齿，加狗牙以为华饰。今有四牙长于诸牙而唇高者，则别是一种，能食人。无长齿者不能食人。"这一类"凿齿人"有吃人的恶习。另一种凿齿情况是成年后拔去前齿，作为成年或已婚的标志。张华的《博物志·异俗》记载："僚子……及长，皆拔去上齿牙各一，以为华饰。"元代李京的《云南志略·诸夷风俗》说道："土（都）僚蛮，叙州南、乌蒙北皆是，男子十四、五，则左右击去两齿，然后婚娶。"《太平广记·贵州风俗》（贵州，今广西贵港市）记载："有俚人，皆乌浒，诸夷率同一姓，男女同川而浴，生首子则食之，云宜弟……既嫁，便缺去前一齿。"《番社采风图考》又说："番俗，男女成婚日牵手……男女各折去上齿相遗，取病痒相关之意。"凿齿习俗，追求的是一种质朴的"残缺美"，反映了壮族先民特殊的审美情趣，也是一场别开生面的"成人礼"。另外，凿齿还有一种目的，就是为了便于服药治病。这一说法在《新唐书·南蛮列传下平南僚》中有记载："又有乌武僚，地方瘴毒，中者不能饮药，故自凿齿。"由此可见，早在唐代以前，壮族先民对瘴毒防治已有一定的认识。瘴病重症，可能出现抽搐昏迷、口噤不开等症状，导致药食不能进入。故人们先行凿齿，以便应急时患者能顺利服药。

四、鼻饮

古代南方壮族先民以及其他一些民族有一种奇特的习俗，即鼻饮。有学者认为鼻饮是模仿大象用鼻饮水的仿生行为。有关鼻饮的记载始于汉代，如《异物志》记载："乌浒，南蛮之别名，巢居鼻饮。"《汉书·贾捐之传》记载："骆越之人，父子同川而浴，相习以鼻饮，与禽兽无异。"到了宋代，周去非的《岭外代答》对鼻饮的方法做了比较详细的描述："邕州溪峒及钦州村落，俗多鼻饮。鼻饮之法，以瓢盛少水，置盐及山姜汁数滴于水中。瓢则有窍，施小管如瓶嘴插，诸鼻中，导水升脑，循脑而下，入喉……饮时必口噍鱼鲊一片，然后水安流入鼻，不与气相激。既饮必噫气，以为凉脑快膈，莫若此也。"由此可以看出，鼻饮流行于壮族聚居地区（邕州溪峒及钦州村落），并介绍了鼻饮液的配制法及饮服法，指出鼻饮的医疗价值即"凉脑快膈"。鼻饮之法，非但饮水，还可饮酒。宋代陆游的《老学庵笔记》记载："辰、沅、靖州蛮有仡伶、有仡僚……邻里共劝，乃受，饮酒以鼻，一饮至数升，名钩藤酒，不知何物。醉则男女聚而踏歌。"这段话描写了当时南方壮族先民以鼻饮酒，不限男女，载歌载舞的热闹场面。清朝陆次云的《峒溪纤志》曰："咂酒一名钓（钩）藤酒，以米、杂草子为之，以火酿成，不刍不酢，以藤吸取。多有以鼻饮者，谓由鼻入喉，更有异趣。"可见，鼻饮之习俗一直延续到清代。

壮族地区炎热多雨，湿热地气和动植物腐臭之气混合而成瘴毒，素有"瘴乡"之称。从周去非所记载鼻饮中加入山姜药物来看，鼻饮应是民间壮医所总结的一种针对瘴疾和中暑的防治方法。在壮族地区，至今流传着一种洗鼻及雾化吸入以防病的方法，即煎取某些草药液令患者吸入洗鼻，或蒸煮草药化为气雾，令患者吸入以预防一些时疫疾病。这种方法究其源流，与古代鼻饮不无关系。这种奇特的卫生民俗包含着物理降温和黏膜给药等科学因素，对鼻病、喉病、呼吸系统病证都有一定的疗效。

五、嚼槟榔

槟榔在岭南地区的栽培、嚼食已有很久远的历史。早在东汉时期，杨孚在《异物志》中就有关于岭南越人嚼槟榔的记载。明代王济的《日询手镜》记载："岭南人好食槟榔，横人尤甚。"壮族人过去行聘、结婚，槟榔为必备之物。清代的《白山司志》记载："土人结婚……行聘亦以槟榔为重。富厚家以千计。用苏木染之，每八枚包以箬叶，每二三十叶为一束，缚以红绒。"槟榔用为聘礼，女方只要收下槟榔，即表示承认婚约。壮族人民平时待客也以槟榔为先。在广西龙州、防城、上思、上林和宁明等地的壮族村庄里，盛行着"客至不设茶，唯以槟榔为礼"的习俗。徐松石的《粤江流域人民史》说："壮人喜食槟榔及蒌叶，现在两粤此风仍盛。"民国的《上林县志》记载："凡交际，亦以槟榔为先。客至，茶话及宴会，俱以槟榔致敬。"从谐音来看，"槟"者，"宾"也；"榔"者，"郎"也。古人称贵客为宾为郎，故以槟榔待客，表示对客人的尊重和敬意。从药用价值来看，槟榔能辟秽除瘴、行气利水、杀虫消积。如唐代刘恂的《岭表录异》记载："槟榔交广生者……自嫩及老，采实啖之。以扶留藤、瓦屋灰同食之，以祛瘴疠。"《平乐县志》说，当地"气多痞瘴，槟榔之嚼，甘如饔飧"。可以说，壮族人民嚼食槟榔的一个重要原因是用槟榔来防治瘴气。

六、居干栏

干栏，是南方少数民族包括壮族的传统民居，乃由原始人类的巢居逐步演变而成的一种建筑类型，具有鲜明的地方特色和民族风格，在中国古代史书中又有干栏、高栏、阁栏、葛栏和麻栏等名称，当是由少数民族语言音译而来。在壮语中，"干栏（gwnzranz）"是对木结构楼居式建筑的称谓，意即"上面的房屋"。"干栏"一词最早见于《魏书》："僚者，盖南蛮之别种……依树积木，以居其上，名曰干栏。"明代邝露在《赤雅》中也说："辑茅索绹，伐木架楹，人栖其上，牛羊犬豕畜其下，谓之麻栏。"明代田汝成在《炎徼纪闻》中指出："壮人……居室茅缉而不涂，衡板为阁，上以栖止，下畜牛羊猪犬，谓之麻栏。"在壮族聚居的广西合浦、平乐、贵港、梧州、钟山、贺州、兴安、桂林、西林、都安等地，发现大量秦汉时期的墓葬，其中出土的陶制干栏式建筑模型，说明壮族历史上有"居干栏"的居住习俗。这种干栏建筑一直沿袭到现在。如今壮族地区的群众，仍然习惯于使用这种建筑形式。

干栏建筑的主要特征是分上、下两层的楼式建筑，上层住人，下层贮放农具等器物及圈养牛、猪等牲畜，居住面距地面若干米。壮族先民发明干栏建筑，与壮族聚居地——南方的自然环境有关。南方气候温暖潮湿，河流、湖泊众多，森林繁盛，植被覆盖率高，加上森林中湿热蒸郁，使得植物茎、叶腐败，动物尸体腐烂，容易产生致病的毒气——瘴气。另外，森林地区是毒蛇猛兽栖集之地，为了人畜的安全，壮族先民在建筑设计时除考虑避寒暑外，还要考虑能适应这种自然条件。正如《新唐书·南平僚传》说："土气多瘴病，山有毒草及沙虱、蝮蛇，人并楼居，登梯而上，号为干栏。"干栏建筑因地制宜，上层居室住人，通风凉爽，日照充足，适应南方的地理环境和气候变化，既防潮以减少风湿病的发生，又居高能防避瘴气，并且能避猛兽虫蛇之害；下层圈畜，堆放杂物，防止牲畜四处乱窜、随地粪便，维护村寨的环境卫生，具有独特的地方民族特色，也充分体现了壮族先民独特的卫生防病智慧。

第四节　壮医药与壮族服饰习俗

服饰，即服装（衣服）和装饰（修饰）。服装包括衣、裤、裙、帽、围巾、手套、腰带、鞋、袜、绑腿等；装饰包括发型、首饰、背包（背袋）等。服装衣着是一个民族最具特色的外在形象，展现了一个民族的精神内涵。

壮族是一个开放包容的民族，在与其他民族的交流过程中，善于汲取汉族等先进民族文化，其中壮族服饰也受到较深的汉族时尚元素的影响。如今某些经济较发达地区，壮族人民衣着已逐渐被汉化，外表上已难以区分出是壮族人还是汉族人，但有些壮族地区的服饰仍保留着自己的民族特色。特别是在桂北、桂西和桂南的边远山区，由于自然条件的制约，与外界交流互通较少，社会生活改变相对缓慢，这些地区的壮族服饰基本上仍然保持着古代沿袭下来的传统特色。勤劳智慧的壮族人民爱生活、爱劳动，也有着爱美的天性，我们可以从壮族传统服饰的材质、式样、颜色等方面感受到壮族人民的审美情趣和生活态度。

一、卉服

壮族服饰材质以麻、棉、竹为主。这种以草木纤维制成的衣服即称为"卉服"。壮族人民最早纺织所用的原料为苎麻、葛麻，麻类布是壮族地区使用最久、最广泛的布类，比棉花还要早。据考证，汉代壮族地区即产苎麻布，从宋代开始，苎麻就是广西的传统产品，广西是全国苎麻的重要产区。麻布易散热，其所织夏衣，"轻凉离汗"，符合南方湿热的气候特点。棉织品又叫吉贝布，吉贝（或古贝）即今之棉花。壮族的棉布在唐代就已闻名京师，诗人白居易曾用桂布（即吉贝布、棉布）缝衣，并赞道："桂布白如雪，吴绵软如云。"壮族人民以竹为布，晋代就已出现。到了唐代，贺州等地竹布被列为贡品。宋代的《太平寰宇记》记载："今之僚，布以竹，灰为盐。"这里的"僚"指邕州壮族人民。清代的《嘉庆一统志》记载了平乐、恭城"县妇能以竹作衫"。可见，竹布是壮乡的特产。直到现代，尽管各种合成纤维不断涌现，但麻、棉、竹等仍是壮族服饰的重要原料。这些原料均为可种植再生的天然产品，由此壮族人爱护环境、崇尚自然的理念可见一斑。

二、左衽通裙

壮族服饰式样讲究实用与美观。古代壮族地区服饰的特点是男子左衽（衣前襟开向左），女子着通裙。《战国策·赵二策》记载："披发文身，错臂左衽，瓯骆之民也。"《旧唐书》一百八十五卷记载："南平僚，男子左衽，女子横布两幅，穿巾而贯首，名曰通裙。"到了清代，壮族服饰无论男女，头上均挽髻和包头，上身穿短衫，衫长仅及脐，下身穿短裙或百褶长筒裙。近现代壮族服饰式样有以下特征：上衣为右衽无领阑干衣，袖宽，衣长一般仅及腰间，亦有些地方长至膝盖，领口、袖口、襟边以及下摆边缘均镶有各色花边。下身穿长裤、裤脚宽大，在膝盖处绣有一大一小的花边。裤外套短裙，均用五色绒线绣上花纹图案，亦有用蜡染把铜鼓上的花纹图案印在裙上。不穿裙者往往在腰间系上围裙，围裙上用各种颜色的绒线或丝线绣上精美的花纹图案，中年妇女头上均挽髻并有包头的习惯（见石景斌的《壮族服饰介绍》）。壮族服饰的式样特点之一就是衣袖、裤脚宽松，使四肢得到最大限度的舒展，这样更便于在山里行走和田间劳作，讲究实用。另外，服饰上多或绣或染各种花边图案，图案题材主要是花草树木、鸟兽虫鱼、山水流云、日月星辰等自然界当中与人们的生活息息相关的内容，这样的款式既朴素大方，又符合审美的需要，同时也反映了古代壮族先民热爱大自然，人和天地万物互相融合的思想。

三、色尚青黑

在壮族传统服饰中，以黑色、蓝色为最具代表性的颜色。黑色是土地的本色，也是壮族服饰的主色调，代表着庄重和严肃。每逢喜庆或祭祀等重大节日，人们都会穿上黑色盛装。至今，这种主色调仍保留在那坡与龙州等地的壮族人民群体中，如百色市那坡县黑衣壮族人民、崇左市龙州县金龙一带自称"布代"的壮族人民。而蓝色是最亲近大自然的颜色。在日常生活中，很多壮族人也经常穿着蓝布服装，披戴蓝布头巾，穿蓝布肚兜或围裙。蓝色素、黑色素是以十字花科植物菘蓝、草大青、豆科植物木蓝、爵床科植物马蓝或蓼科植物蓼蓝等叶子加工提炼而成，俗称"蓝靛"（其主要成分是靛蓝）。用蓝靛浸染出来的布料，具有色调沉着、色彩清新亮丽的特点。《本草拾遗》说，蓝靛"敷热疮，解诸毒"，可见蓝靛具有清热解毒的作用。因此，壮族的青黑色服饰具有解毒的作用，可防避蚊虫，适应壮族地区的气候环境。

第五节 壮医药与壮族防疫习俗

一、悬艾虎

壮族民间普遍认为，艾可以避邪气，故有悬艾、佩艾禳邪的习俗。对于身体虚弱常患病的小孩，大人常特意缝制内装有艾叶的小香囊佩挂于小孩身上，作用是辟邪气以保小孩平安。有些壮族妇女背小孩走远路，也在背带后面插上一根艾枝。凡认为有邪魔入室的人家，也必须在大门口外两侧悬挂艾叶。送葬归来时，通常用艾叶就着清水擦手，或用柚子叶煮水洗手以祛邪气。悬艾和饮菖蒲酒是壮族端午节非常重要的一项活动。《靖西县志》记载："五月五日，家家悬艾虎，持蒲剑，饮雄黄酒，以避疠疫。"农历五月初五的清晨，壮族人民在鸡还没有叫之前就要将艾草采摘回来，用艾叶、艾根做成人形或老虎的形状，俗称"艾虎"，悬在门楣的中央；将菖蒲制成宝剑挂在屋檐下。古人认为虎能够吞噬鬼怪，将艾与虎两种辟邪物相加，其辟邪功能更强。这一天还要用艾叶、菖蒲、大蒜烧水洗澡，并将水洒在房前屋后。其实，这样做是非常符合夏季卫生要求的。端午节后，天气转热，也正是各种病菌生长繁殖的时期，用中草药煮水喷洒，可有效地消灭、抑制病菌的生长，清洁环境卫生。这与端午节饮菖蒲酒是同一个道理。《常用壮药临床手册》记载，菖蒲"味辛苦，性微温。调巧坞，祛风毒，调气机，除湿毒，除瘴毒"。菖蒲可以化痰、祛湿、润肺、祛风寒，对预防夏季外感病有一定的作用。

二、佩药

佩药习俗起源于远古时代人类以植物（包括一些药物）为衣（即卉服）时，发现某些植物穿挂在身上，有独特的防病治病作用，并作为民族文化传承下来。壮族人素有"卉服"及佩挂绣球、香囊的习俗。宋人周去非在《岭外代答》中记载："上已日（农历三月初三），男女聚会，各为行列，以五色结为球，歌而抛之，谓之飞驼。男女目成，则女受驼而男婚已定。"这段话大致是说，每逢春节或"三月三"歌节时，壮族青年男女都到野外举行抛绣球活动，以绣球作为青年男女传情达意的信物，不少青年男女结为夫妻。最初绣球、香囊的填充物多为木屑、米糠、香草，最早有文献记载的绣球内包有豆粟、棉花籽或谷物等农作物种子等。后来发现在其中填充某些药物，佩挂以后对预防感冒、强身健体有较好的作用，就逐渐发展成为一种群众喜闻乐见的防病治病习俗。一般来说，佩药部位多为颈项、手腕和胸腹部。如家中有小儿体弱多病，可用苍术、白芷、细辛、藿香、佩兰、甘松、石菖蒲等适量，共研细末，装袋，以丝线佩挂于颈项或戴于手腕，具有强身健体的作用。在疫疠流行期间，取贯众、皂角、薄荷、防风、朱砂、艾叶、石菖蒲各适量，研成极细末，装入小香囊内，挂于颈部前方，能避瘟防病，可作为疠疫流行期的综合预防措施之一。

三、隔离辟秽

古时候，壮族群众家中若有染患疠疫者，都会在居室门前插上红纸标杆，谢绝外人入内，居室内焚烧苍术、白芷、艾叶、柚子皮等以辟秽祛瘴。在传染病流行期间，染病之家常谢绝外人登门，邻村之间暂不来往；若有人从远处归来，常止于村寨之外，甚至数里之遥，待家人提衣更换，并将换下的衣物或蒸或煮，用意在于隔离邪秽，消除毒邪，防止疫气传染；如有本村人客死外地，尸体不得抬入家门，必须在村口外面搭棚停尸办丧事。这种习俗的形成，是因为古代群众对在外客死者是否由于传染病所致没有办法弄清楚，便统一采用这种拒毒抗病于村外的做法，这对于预防传染病有积极的意义。从隔离辟秽习俗中，我们可以看出，古代壮族人对疠疫等传染病的预防已有一定的认识，并采取了有效措施，从消毒、隔离等方面防止疾病的传染流行。

第六节　壮医药与壮族丧葬习俗

一、壮族的丧葬习俗

壮族的丧葬习俗体现了壮族社会的伦理观念。在壮族人民看来，葬礼是人生中最重要的一个礼仪，其形式因地域的不同而有所差异，各有特点，但大体上都包括报丧、装殓、入棺、停枢、出殡、埋葬等，有些地方还请道公做道场念经。壮族人民在死者的葬式上，有岩洞葬、悬棺葬、土葬、屈肢蹲式葬、水葬、二次葬（捡骨重葬）等。而在壮族民间，最普遍采用的葬式还是二次葬。

二、捡骨重葬促进壮医对人体骨骼的认识

在壮族的丧葬习俗中，土葬是目前仍然普遍存在的主要葬式之一。土葬分为一次葬（即大葬）与二次葬（即小葬，又叫捡骨重葬）。民国的《上林县志》引除衡坤《旧志》："惟亲者，则为瘗棺于浅土。三年后起土开棺，拾遗骨于瓦坛而寄诸土，谓之小葬。富贵之家，则盛以美材，停诸室外，必择吉地而始葬，谓之大葬。"可见大葬主要是富贵人家葬式，而二次葬（捡骨重葬）是绝大多数百姓的选择。捡骨的日期多在葬后第三年的清明节前后，也有另择吉日的。捡骨时由子女及亲属动手，先把颅骨从棺中捧出，他人才能动手。先用稻草、碎布、砂纸、刀片等把遗骨擦干刮净，晾在竹筐里。然后依人体自下而上的次序，将遗骨装入"金坛"，颅骨在最上面，盖好后运到家族坟地中，或另择风水宝地下葬，培土堆成圆形坟丘。二次葬体现了壮族人民尊祖和讲究坟山风水的民俗，这一习惯客观上促进了壮医对人体骨骼的正确认识。

参考文献：

[1] 潘其旭，覃乃昌. 壮族百科辞典 [M]. 南宁：广西人民出版社，1993.

[2] 梁庭望. 壮族风俗志 [M]. 北京：中央民族学院出版社，1987.

[3] 庞宇舟. 壮族医药卫生习俗述略 [J]. 中国民族民间医药，2008 (5)：3-5.

[4] 王柏灿. 壮族传统文化与壮族医药 [C]. 全国壮医药学术会议暨全国民族医药经验交流会论文集，2005：17-27.

[5] 石景斌. 壮族服饰介绍 [J]. 中南民族学院学报，1990 (1)：26-29.

[6] 巫惠民. 壮族干栏建筑源流谈 [J]. 广西民族研究，1989 (1)：89-94.

第六章　壮医药与壮族歌谣文化

第一节　壮族歌谣文化

　　"歌谣"是民歌、民谣和儿歌、童谣的总称，是伴随着人类语言产生而产生的最早的艺术形式之一，是民间音乐文学的重要体裁之一。在古代，"歌谣"既相关又相别，合乐为歌，徒歌为谣，即配合音乐伴奏的谓之"歌"，没有音乐伴奏清唱的谓之"谣"。现代无论合乐与否，统称为"歌谣"。其形式短小，词句简练，讲究押韵，格律上有独特的表现。壮族歌谣是对壮族口头创作有韵作品的称呼，也称山歌，如《中国俗文学辞典》中的表述："山歌主要是我国南方对民间歌谣的总称。"壮族歌谣是一种用有节奏、有韵律的语言来反映思想感情与生产、生活的文学式样，其音调和谐，韵律自然，充满了鲜明的壮民族特色，洋溢着浓厚的生活气息；其内容丰富，全面、深刻地反映了壮族的社会历史、时代生活和风土人情等。

　　壮族聚居的广西被誉为"歌的海洋""民歌的故乡"，被称为铺满琴键的土地。生活在这片土地上的人们以"善唱"闻名于世，人们在歌声中生活，以歌代言，以歌择偶，被誉为具有诗性思维的民族，在漫长的历史发展进程中，在生产、生活实践中，创造出了灿烂的壮族歌谣文化。壮族歌谣文化是壮族文化中历史最悠久的文化之一，是与壮族歌谣相关的一系列文化事象。

一、壮族语言文字

　　壮族是生活在华南珠江流域的原住民族，聚居范围东起广东省连山壮族瑶族自治县，西至云南省文山壮族苗族自治州，北达贵州省黔东南苗族侗族自治州从江县，南抵北部湾，广西壮族自治区是壮族的主要分布区。壮族作为一个民族，其最重要的基本特征就是有本民族的共通语言——壮语。

1. 壮族的语言

　　壮语是一种有着悠久历史的优美语言，它是壮族人民在共同的生活、生产中创造的。壮语在中国语言分类上属于汉藏语系壮侗语族壮泰语支，以右江—邕江为界，分南部和北部两大方言。南部方言分布在右江、邕江以南地区和云南省文山壮族苗族自治州南部，北部方言分布在右江、邕江以北地区和云南省的邱北、师宗、富宁、广南（北部）以及广东省的连山、怀集等地。每种方言中，又分为若干个土语，北部方言分为七个土语，南部方言分为五个土语。同一方言中的不同土语之间的语音、词汇差别小，可以通话；不同方言的土语差别大，难以通话。

2. 壮族的文字

壮族曾有自己的早期文字符号，由于秦始皇统一岭南后推行"书同文"，而未能发展且逐渐萎缩。由于社会交往的需要，在唐代，壮族借用汉字的形、音、义和六书构字法创造了一种与壮语语音一致的"土俗字"，如宋代范成大在《桂海虞衡志》所言："边远俗陋，牒诉券约专用土俗书，桂林诸邑皆然。今姑记临桂数字，虽甚鄙野，而偏傍亦有依附。"土俗字，汉人称为古壮字，壮族人自称为"sawndip"，就是生字的意思。古壮字由于其构字形式复杂，随意性大，不宜阅读，故没有发展成为统一规范通行的壮民族文字，多为壮族巫师、艺人用于书写经书、编山歌、记事、记录壮语地名等。产生于明代，流传于右江河谷的《嘹歌》，就是以土俗字抄本传世的；壮族的创世史诗《布洛陀经书》，也是根据民间不同版本的古壮字手抄本整理出来的。

二、壮族歌谣

1. 壮族歌谣的起源

越人好歌，壮族人民自古就善于用歌来展现自己的生产、生活和抒发自己的情感，其起源最早可以追溯到壮族原始社会劳动时的呐喊，换言之，在洪荒时代，人类还没有产生语言，就已经知道利用声音的高低、强弱等来表达自己的思绪和情感了。虽然呐喊不能算是歌，但是孕育出了壮族歌谣的种子。关于壮族山歌的起源主要有两种观点：一是对偶婚说。对偶婚说认为，壮族山歌文化起源于远古的族外择偶（对偶婚制）活动。二是娱神说。娱神说观点认为，壮族山歌文化源于古代的民间宗教信仰，古人为了生产和生活的需要，通常祈求神灵保佑，便以歌赞神和乐神。有文字记载的壮族歌谣约产生于汉代，据西汉文学家刘向的《说苑·善说》记载，公元前528年，在楚国令尹鄂君子皙举行的舟游盛会上，越人歌手对鄂君拥楫而唱了一首《越人歌》。韦庆稳在 1981 年中国社会科学院出版社出版的《民族语文论集》中发表了《〈越人歌〉与壮语的关系试探》一文，指出《越人歌》是借汉字记音的方法记录的，不但语音、语法、词性等与壮语完全一致，而且格律和押韵方式也与当今流传的壮族歌谣相同，是一首古代壮族民歌。由此而知，悦耳动听的壮族音乐从壮族先民越人流传至今已有近 3000 年的历史了。

2. 壮族歌谣的内容与形式

壮族歌谣种类繁多，有诉苦歌（包括长工苦歌、媳妇苦歌、单身苦歌、叹苦歌、怨命歌等）、情歌（包括散歌、套歌、探问歌、赞美歌、讨欢歌、示爱歌、定情歌、交友歌、发誓歌、分别歌等）、风俗歌（包括庆贺歌、祝寿歌、仪式歌、敬酒歌、迎宾歌、送客歌、摇篮曲、哭丧歌、哭嫁歌等）、生产劳动歌（包括农事歌、农闲歌、时令歌、节气歌、喜雨歌、苦旱歌等）、盘问歌（又称问答歌、碰头歌、猜谜歌、斗智歌，以对唱形式表现）、历史歌、时政歌、童谣、革命歌曲等。

由于南北壮语方言的差异，壮族歌谣有"欢""西""加""比""论"等不同称呼，形式多样，韵律独特，曲调优美，语言生动形象。"欢"或"比"，多为徵调色彩，常用徵调式和宫调式；"西（诗）""加""论（伦）"常用羽、商调式，多为羽调色彩。

（1）欢

"欢"流行于广西北部红水河两岸及以北区域，其歌词式样繁多，句式和句数多样，讲究腰脚押韵或头脚押韵。其特点是歌词结构简练，重叠复沓，一咏三唱，环环相扣，韵律抑扬顿挫，朗朗上口，便于抒发感情，突出主题，加深印象。无论是吟诵还是歌唱起来，都富有音乐感，悠扬动听。

（2）西

"西"是流行于广西南部壮族方言区的歌体，从唱词的韵律和结构来看，"西"比"欢"活泼，没有腰脚押韵或头脚押韵的要求，只要求上联（前两句）末字与下联（后两句）末字互相押韵即可。形式结构为两句一联，可长可短，句数不定。其歌词吟唱朗朗上口，韵律铿锵悦耳，多用于对歌。

（3）加

"加"是流行于邕宁、扶绥、大新等汉壮杂居一带地区的歌体，形式短小精悍，旋律强，曲调流利委婉，歌声装饰音较少，多用于表现爱情、生活。

（4）比

"比"流行于广西桂北一带的河池、东兰、巴马、融安等地，曲调严格，其歌词多为五字句，讲究腰脚押韵，曲调纤细委婉，装饰音较多。

（5）论

"论"流行于那坡、崇左、大新、宁明、凌云等桂西南的中越边境一带，其音调高亢，旋律跳动大，一曲多变，装饰音较多，曲调委婉多变，富有抒情性，格式多为五言、七言句型，押尾韵，常用于对歌。

（6）多声部山歌

多声部山歌流行于广西6个地区30多个县，唱腔100多种，有二声部和三声部，音乐曲调优雅，织体简单朴素，线条清晰，艺术风格独特，具有高度的思想性，艺术形式比较成熟。

3. 壮族歌圩

歌圩壮语称为"圩欢""圩逢""笼峒""窝坡"等，是在特定的时间、地点举行的群体性的唱歌聚会和社交活动，是群众相互接触、交流思想、传承文化、传播知识及传情达意的场合。据1934年编的《广西各县概况》记载，广西有歌圩活动的地方有26个县，遍布广西各地。其起源与远古氏族的生产生活方式、节日集会、宗教祭祀、族外婚制等有渊源关系。举办歌圩的时间主要在春、秋两季，根据歌圩举办的时间可分为节日性歌圩和临时性歌圩。节日性歌圩在节日期间举行，如"三月三"、蛙婆节、牛魂节、元宵节等，或缘于祈年，或出于某种纪念，基本上是根据当地的岁时农事的节期来开展。这种歌圩规模大，往往有数千人参加，人们歌唱的热情相当高，通常是连唱几天几夜。临时性的歌圩主要有劳动歌会、圩市会唱、婚娶会唱等与生活联系紧密的歌圩，其规模较小、人数较少，作为人们抒发情感、唱和应答、交流经验、传授知识的场合。临时性歌圩使唱歌不因农忙而消失、停止，也使唱歌不仅仅是人们农闲之时的消遣，而是真正融入人们生活之中，与生活形成了一个密不可分的整体，因而壮民族的生活总是充满着歌声，人们的精神世界总是徜徉在歌海里。

壮族歌谣尽管缺乏详细的文字记载，但是依靠口头吟诵在民间世代相传，从先秦一直唱到今天，正是借助了遍布壮族各聚居区的歌圩活动。歌圩的存在和发展，对继承和发扬优良的民族传统文化、保证壮族文化的传承起着重要的作用，促进了人们的情感交流和激发个人追求自由、抒发情怀。

第二节　壮医药与壮族歌谣文化的关系

一、壮族歌谣与壮医药的传承

承载文化因素最多的是语言文字，记载壮医药的文字有两种：一种是汉字，公元前214年，秦始皇统一岭南，壮族结束了其自主发展阶段，纳入中央集权制的统治之下。秦始皇为开发岭南，先后多次向岭南派遣军队、民众，前后共150多万人，岭南从此为壮汉杂居之地。随着岭南与中原地区广泛的文化交流，壮医药知识传入中原，成为中医药的组成部分，如《素问·异法·方宜论》记载"南方者，天地所长养，阳之所盛处也，故九针者亦从南方来"，这里的"南方"包括了壮族所在地。查阅文献，可在中医文献与汉文史料中找到许多有关壮医药内容的记载，如《本草经集注》《肘后救卒方》《岭表录异》《岭外代答》《檐曝杂记》《桂海虞衡志》及广西的地方志、博物志等。另一种是壮族的古壮字，但壮族的古壮字使用范围小，主要用于记录壮族的创世神话、传抄宗教经黄、民歌，用来记录、编写民间故事、传说、民谣、谚语和戏剧等，主要使用者是布摩及民间艺人，因此用古壮字记载的壮医药内容是少量的、零散的，至今没有发现专门的古壮字记载的医药书籍。

壮族历史上没有形成本民族规范统一的通行文字，其古壮字使用范围小，而汉字是秦代才传入且不为壮族老百姓所掌握。壮族的历史、风俗、政治、经济、文化、生产生活技术、防病治病经验技术等主要靠口耳相传的方式传给后代。

语言既是文化的组成部分，又是民族文化的活载体。壮族有自己的语言，早在先秦时代，壮族先民就形成了自成体系的语言文化。壮族人民语音功能发达，酷爱唱歌，壮族人从咿呀学语就开始用山歌传情达意，高兴时唱，忧愁时唱，人多时唱，独自一人时也唱。人们以生产、生活为背景，缘事而发，随编随唱，有感而歌，用歌问路访寨，用歌迎宾接客，用歌寻偶择配……壮家儿女自幼即置身歌海之中，耳濡目染，遂形成幼年学歌、青年唱歌、老年教歌的传统习俗。

壮族歌谣在壮族的发展历史中具有重要的意义，它不仅是表达感情、交流思想的工具，而且还肩负着另外一项艰巨的使命——记载历史，如刘锡蕃所言："壮乡无论男女，皆认唱歌为其人生观上之主要问题。人之不能唱歌，在社会上即枯寂寡欢，即缺乏恋爱求偶之可能性，即不能通今博古，而为一蠢然如豕之顽民。"壮族歌谣的题材十分广泛，内容丰富多彩，艺术表现形式多样，生动而深刻地反映了社会生活以及自然界的各个方面。歌曲除抒发感情的"情歌"外，还有讲述历史的"古歌"、传授技术的"劳动生产歌"、自然界的"天文地理歌"、预防疾病的"医药保健歌"、社会的"伦理道德歌"等，充满了壮族人民的知识和智慧。此外，调研中还发现，一些民间壮医把收集来的或自己编撰的壮医歌诀进行分门别类，用来传授给学习者，使之容易记忆。如柳州的老壮医卢金山将自己创编及收集的民间壮医歌谣分成"入门歌诀""药物歌诀""方剂歌诀""肺病方歌""肝胆病秘方山歌"等。

歌谣——诗化了的语言，在壮族医药文化的传承中显得尤为重要。壮族祖辈积累下来的卫生保健知识、疾病诊治方法等能代代延续传播，壮族歌谣这种不受时间地点的限制、通俗易懂易记的诗化语言，起到了十分重要的作用。正如柳州壮医卢金山教授徒弟的歌中所唱："柳州有座鱼峰山，山下有个小龙潭。山脚潭边唱山歌，医药山歌早已传。自从盘古开天地，药王传医又传药。广西歌仙刘三姐，她用山歌唱医药。"

1. 壮族歌谣中的卫生保健知识

衣食住行是健康的重要条件，是卫生保健的重要内容，这些日常生活中的保健内容在壮族歌谣中随处可见，如生产劳动中的"四季农事歌""节气歌""十二月对唱歌""造屋歌"，生活歌中的"十月怀胎歌""十二时辰歌"，情歌中的"赞美歌""离别歌""相思歌"，习俗歌中的"哭嫁歌""盘问歌"，等等。在这些歌曲中讲述了饮食、衣着要随着季节更替而相应变化，房屋的环境、朝向与健康密切相关，妇女怀孕的整个过程的变化及注意事项等有关日常生活方方面面的内容，在歌谣吟唱的过程中，人们轻松地获得了日常卫生保健知识。

（1）述婚姻史，倡对偶婚

壮族的传世史诗《布洛陀经诗》和流传在宜州和金城江一带的《盘同古》揭示了壮族由杂婚至对偶婚的进步过程。杂婚时代"那时人间还没有伦理，那时家公与儿媳共枕席，那时女婿与岳母共床眠"，同辈兄妹婚时代"只剩下伏羲两兄妹，兄妹两人结夫妻，他俩商量结夫妇，夫妻同居三年整，夫妻同床满四年，妻子怀了孕，怀孕整整九个月，生下儿子像磨刀石，怪儿降生在半夜，伏羲夫妻好奇怪，为何生儿不像人，为何生儿变成磨刀石……"同时《盘同古》指出只有不同族群之间的婚配才利于人类的生存繁衍，告诫人们不可近亲结婚，内容如同现代宣传近亲结婚不利后代繁衍的山歌："非亲婚嫁可以论，真正老表别结婚。科学已经证明过，痴仔大多近亲生。不论家族或亲戚，相互结婚总不宜。如果哪个不相信，苦酒自酿喝一世。有一些人不相信，结婚硬去找表亲。结果生出痴呆仔，既害自己又害人。"

（2）重视孕育，创怀胎歌

生育是关系到种族繁衍的大事，因此在壮族各地区的"生活歌"中大都有"十月怀胎歌"。"十月怀胎歌"的唱词概括了胚胎在母体中的生长变化过程，孕妇在胚胎每月生长中的不同变化、反应和生活中的注意事项。这类歌谣对孕妇在怀孕期间及生产胎儿时都有很好的指导作用，如流传在崇左一带的十月怀胎歌："一月怀胎在娘身，一点阴阳造化成；好比草木逢春茂，乾坤造成始由根。二月怀胎在娘身，朦胧血脉裹元精；娘始怀胎吐苦水，方知身上有妊娠。……九月怀胎在娘身，预安产室在房中；走亲访戚娘怕去，担心胎儿半路生。十月怀胎在娘身，娘在房中腹疼频；腹痛阵阵如刀割，头晕眼黑失三魂。……"

（3）房屋建筑，防潮避兽

壮族的传世史诗《布洛陀经诗》中的《造万物》，记载了壮族先民在相当长的时间里是居住在野外的，居住地气候炎热，多雨潮湿，树丛茂密，野兽横行，人们的安全及健康受到严重的威胁。聪明的壮族先民利用高大的树木构木为巢，在树上居住。

"古时还没有造房屋，百姓没有地方睡觉，人们没有房屋居住，夜里走到半路就睡在半路，夜里走到森林就睡在森林里，布洛陀在上面看见了一切，派下一名巢氏王，他教人们建住地。那时没有铁和钢，在高高的山上砍树，巢氏王把树枝弯下相勾连，用木签来做榫，将茅草盖在屋上面，人在下边居住，造房屋和谷仓，就从那时开始，划分公婆与夫妻。"

巢居这种干栏式的建筑结构，与地面保持一定距离，通风透气、采光良好，具有防潮、防蛇、防兽、防病等作用，是非常适合南方潮湿环境的居住方式。

（4）房屋朝向，依山傍水

壮族人民对与日常生活息息相关的住房是十分重视的，从建房的选址、落基、材料及房屋的结构、采光等都事先商议计划好，这从流行于右江流域的平果、田东等地的壮族民歌《嘹歌》中可以得到佐证。《嘹歌》中有专门的《房歌》，这是一首从开始商议建房到房子建成的全过程的长歌，包括商议、伐木、开凿、买牛、踩泥、打瓦、烧砖、安磉、合架、围墙、赞房、保宅等十二个部分，是男歌手或女歌手应邀到女方或男方村子做客时对唱的。对房子的建设、作用等各方面进行歌咏的民歌在壮族各地都有："蛇居有深洞，蛟龙居深潭，为什么起房，为遮雨挡风；狗在窝过夜，猫睡在火旁，为什么起房，为让人安居。"

随着生产的发展，人们发现房屋所处的环境、方位及建房的时辰等对身体健康都有影响，因此在建房时会慎重考虑上述因素。如"树高鸟就爱，海阔龙就恋，在此建新房，华堂更生辉；树高鸟就爱，海阔龙就住，在此建新房，风来福气到；爹建房坐北，面朝向阳山，爹屯里建房，总不会生病；爹建房坐北，面朝向阳山，爹屯里建房，牛知去知回；爹建房坐北，面向广阔地，爹平地建房，朝向向太阳""房屋大门向东方，建房主要靠采光，白天门窗打开了，阴天同样亮堂堂""建房靠山靠得稳，才有缘分进屋来""建房坐北面南方，六畜兴旺人安宁。建房选得好方向，财丁两旺人欢畅"。

（5）关注气候，防病保健

"立春节气最头先，春寒为过还冷天；惊蛰突然变冷天，老牛最怕这一变；体弱多病放寒冷，体壮也要多保健……白露秋风渐渐起，雨量渐少天气变；立冬过后雨量少，冷风吹拂人身寒……""春分有雨病人少，初一翻风又落雨，沿村病疫定然凶；立夏东风吹发发，沿村没有病人魔；季秋初一莫逢霜，人民疾病少提防；重阳无雨三冬旱，月中亢旱病人忙。凑巧遇逢壬子日，灾伤疾病损人民。初一西风盗贼多，更兼大雪有灾病""二三月里换节气，鸟换绒毛人换衣，脱掉棉衣穿单件，潇潇洒洒赶歌圩；二三月闷热，穿土布嫌痒，穿洋布嫌粗，穿绸衣凉爽……七月逢立秋，日行渐南斜，夜长日渐短，找长袖来穿；十月北风寒，靠干柴取暖，十月劲风吹，用竹篙拍棉，穿棉衣过年，盖棉被过冬"。这些民歌讲述了气候变化与人们的穿着、疾病的关系，教导人们在气候变化时要注意防病，这与壮医的基础理论"阴阳为本，天、地、人三气同步"的天人自然观是一致的。

2. 壮族歌谣中的壮医基础理论

壮族歌谣中的壮医基础理论零星分散，有的体现在日常的歌圩中，如问：

"阿哥样样认得清，妹今来问哥分明，开天辟地是哪个，阴阳日夜谁人分？"答："盘古开天又辟地，那时阴阳两边分，白天有了太阳照，夜里又有月亮明。"或日常韵词对答"一天公一地母，公不离母，秤不离砣"，这些虽然还不是壮医的阴阳为本的理论，但是却潜移默化地指导着壮医的临床实践。

另外，有的是民间壮医在医疗实践中的经验总结，大都掌握在个别壮医的手中，这部分的内容独具特色，指导着壮医的诊断治疗，如"寒手热背肿在梅，痿肌痛沿麻络央，唯有痒疾抓长子，各疾施治不离乡"是壮医药线点灸疗法取穴规律的总结，指出治疗疾病要根据病情，循龙路、火路取穴，发冷、发热、肿块、肌肉萎缩、皮肤病的治疗取穴不一样。百色陈林摘录了其岳父潘振香老壮医一首关于《孩儿发畜病辨证法》的歌诀给笔者："抽兰密肚啼，睡红牙气畜；孩儿察色形，白头沙锁病。"在这首五言四句的歌诀中，体现了潘振香老壮医对初生婴儿多发疾病的高度概括。他认为初生婴儿多发兰、密等畜病（当地壮医将初生婴儿发病称发畜）及白头、沙锁病，辨证主要观察婴儿的形体及色泽，歌诀后附有所述疾病的表现及辨证、治疗方法。这些歌诀是师傅用以传授徒弟的，其内容有时需要经验总结和歌诀编唱者解释才能让人明白。

3. 壮族歌谣中的药物方剂

稻作民族注重气候等因素对农作物收成的影响，壮医秉承了壮族的实用观念，他们看重疾病的治疗效果，因此非常重视药物功效和方剂疗效，在几千年漫长的医疗实践中积累和总结了本地区常见药物的功效并形成自己独具特色的组方原则，用歌谣记载的有关壮医方剂疗效和药物功效的内容特别丰富。如东兰县的韦炳智医生就将自己收集的部分壮药资料加以整理编辑，书名为《民间医药秘诀》，由广西民族出版社于 1989 年出版，全书共收载 220味药，按功效分为 17 类，全书以歌诀的形式呈现，如"痧证常用南蛇簕，医治跌打和骨折，含咽根本除骨鲠，瘰疬功效也不劣""伤寒可用野芋头，感冒结核疗效优，误服过量易中毒，速饮酸醋能解救"。

民歌中对药物功效记载的内容大致可分为两种：一种是概括药物功效的共性，如"天上飞禽，补阳益气，水里游物，大补血阴，诸兽胎盘，总是大补，乳汁补津，以骨补骨，肝补肝脏，腰子补肾，血补血液，筋补强筋，以脑补脑，鞭睾茎睾，对应用药，走医绝招""叶茂有毛能止血，草木通心善祛风。叶枝有刺皆消肿，叶里藏浆拔毒功。圆梗白花寒性药，热药根方花色红。

根黄清热退黄用，节大跌打驳骨雄。形态识别可辨认，药中五味各分清。辛散气浓解表药，辛香止痛治蛇虫。苦凉解毒兼清热，咸寒降下把坚攻。淡味多为利水药，甘温健脾补中宫"。另一种是阐述单味药物的功效，如"味甘性平土人参，润肺止咳又调经，少乳遗尿痛疝症，病后滋补功效深""患了疟疾不用愁，请君服用一箭球，跌打外敷也有效，身患菌痢把它求""辛酸性平狗仔花，清热消肿顶呱呱，能治疟疾荨麻疹，木薯中毒快用它""狗肝菜长园边地，清热利尿甚急需，小儿痢疾可对症，目赤疮疡效不低"。

二、壮族歌谣对情志的影响

壮族地区生活环境恶劣，有"瘴乡"之称，是历代朝廷被贬官员的流放地，纵观整个壮族发展的历史，自秦始皇公元前214年统一岭南，广大的壮族先民就受到中央政权及本族统治者的双重统治及压迫，生活苦不堪言。他们不断为争取自己的权利而进行抗争，宋代有侬智高起兵反抗，明代有洪秀全领导的金田起义。生活之地的荒凉，山间劳作的艰辛，中央王朝和地方豪权双重统治的压迫，生活在壮乡的人们虽然生活艰辛困难，但是却充满欢歌笑语，这与他们喜好唱歌有密切的关系。

1. 唱山歌是良好的社交活动

壮族是稻作民族，多居住于河谷盆地或丘陵地带，在相对封闭的地理环境里劳作难得相互交往。壮族先民长期在南岭的"溪峒"间从事农耕，劳动繁重，山野空漠，歌声可以帮助人们驱走疲乏，鼓舞劳动士气，提高劳动效率。而生活在群体的社会里，需要向外界反映自己的身体和精神的需要，并使自己适应所生存的现实世界。听歌、唱歌活动就是实现这种情感交往的桥梁，人们利用农作的间隙、传统的节日、喜庆聚会等时机用歌声来交流，表达、宣泄内心情感，在情感交流中互相同情、理解和支持，促进心理健康。

壮族是一个在歌海中生活的民族，唱山歌是壮族人民交际和表情达意的方式，是他们日常生活的一部分。众多汉文史料对此都有记载，《岭外代答》记载："广西诸郡，人多能合乐。城郭村落祭祀、婚嫁、丧葬，无一不用乐，虽耕田，亦必口乐相之。"在壮乡，人们逢事必唱歌，习惯以歌代言，用山歌表达他们的喜怒哀乐、对生活的要求、愿望，用山歌来结朋交友、寻找意中人、记录历史文化等，形成了以歌会友、以歌传情、以歌择偶的风俗。

唱山歌为人们搭建了良好的社交平台，在壮乡各地都有规模宏大的定期歌圩。到了歌圩日，人们穿着节日盛装从四面八方赶来听歌、唱歌，用歌来表达思想、交流感情，歌颂大自然和生活中的美好事物，鞭笞生活中的丑恶现象。壮族人民在歌圩的阵阵欢歌笑语中获得彼此的敬意与友情，获得自我实现的成就感，增强了自信心，提高了自我评价。

社会的认同和自我肯定是良性刺激，可以使人产生正面的情感或情绪，可以促进身体的气血流通，有利于身心健康。现在很多医院和机构运用歌唱疗法来治疗抑郁症。

2. 歌谣是壮族祛烦怡情的方式

《岭表纪蛮》云："蛮人生活痛苦，居地荒凉，工作繁多，若不以唱歌宣其湮郁，则绝无祛烦怡情之余地。"平时，壮族人民多居住于河谷盆地或丘陵地带，在相对封闭的南岭"溪峒"间从事农耕，"处穷独而不闷者，莫过于音声也"。他们在劳动中或独自轻吟或合唱："不得唱歌人会老，唱起山歌转后生；好比后园种韭菜，割它一头又转青。地要翻犁土才松，花要日晒花才红；禾要加肥苗才壮，人要唱歌才威风。姐心就像红薯藤，刘头掐尾种还生；不唱山歌脸苦苦，听到歌声又开心。""炒菜无油菜不软，煮茶无糖茶不甜。做活唱歌驱疲倦，欢欢乐乐过一天。"伴随着歌声，繁重的劳动变得轻松起来，空漠的山野有了生机，歌声帮助人们驱走了劳动带来的疲乏，鼓舞了劳动干劲，提高了工作效率。

古代壮族居住之地有"瘴乡"之称，是历代朝廷被贬官员的流放地，自然灾害时有发生，也常常遭遇人生困境。壮族人以山歌来笑对种种艰辛和苦难，化解烦恼，"出门用歌来走路，睡觉用歌当床铺。结亲用歌当彩礼，过年用歌当食物""山歌不唱心不开，大路不走起青苔；路起青苔人跌倒，山歌不唱沤心怀""唱歌好，好比热茶暖透心；唱歌好比抖大气，几多忧愁一扫清""柴火不晒最难烧，人不唱歌容易老，酸甜苦辣任君唱，万般忧愁随风飘""人穷不会穷一世，天冷只会冷一时；寒冬腊月下花种，春来就会开满枝""唱首山歌解心忧，喝口凉水解心头，凉水解得心头火，唱歌解得万般愁"。

"饭养身，歌养心""只有家中断茶饭，哪有人间断歌声"……壮族把唱歌看得与吃饭同等甚至更重要，人们将在生产、生活中看到的、听到的、感悟到的情景，随编随唱出来，常常你一问、我一答地进行对唱，如《岭外代答》云："迭相歌和，含情凄婉……皆临机自撰，不肯蹈袭，其间乃有绝佳者。"歌谣中生动的譬喻和描写，常常给予唱者和听者极大的感动，使貌似单调的生活和劳动充满着浓厚的生活情趣，散发出乐观向上的气息。

3. 山歌吟唱的形式利于调畅气机，宣泄不良情绪

情志病的发病机制为内脏气血，尤其是五脏气机失调。《素问·举痛论》指出："百病生于气也，怒则气上，喜则气缓，悲则气消，恐则气下，惊则气乱，思则气结。"忧伤、思虑、惊恐等不良情绪憋在心里会导致人体气机升降失调，进而引起脏腑气血失衡，伤及内脏，导致疾病发生。山歌吟唱的形式具有通达血脉，畅通人体气机，振奋精神，疏通不良情绪，防治身心疾病的作用，如《乐书·第二》所言："音乐者，动荡血脉，流通精气，而正如和心也。"

壮族山歌内容丰富多彩，不仅有情歌、叙事歌、农事歌、生活歌、风俗歌等，还有悲歌和挽歌。悲歌是由于人们感情被压抑、生命被侵袭、身体被摧残、理想遭破灭与渴望自由生活、生命安全之间的倒错，叩击着灵魂之门，从而抒发出来的一曲曲深沉悲愤与激昂的生命之歌。挽歌也叫哭丧歌，是壮族人民用歌声表达痛失亲人后内心的悲戚，在丧事上唱的歌。

当人们在生活中遭受挫折和不幸，受到打击时，最容易产生悲哀、凄婉、怨怼、哀痛、愤怒等不良情绪，壮族的悲歌就是根据作者的亲身经历，把自己内心世界的感情体验与音乐融为一体，创编成歌曲，以歌为媒介将内心难以用语言表达的情感真切地倾诉出来。有学者认为壮族抒情悲歌的创作和传唱，有益于歌唱者心灵苦闷的发泄，是作者和传唱者求得心灵解脱和安慰的一种尝试，当歌者完全沉浸在其中演唱时，其内心的苦痛郁闷得到了宣泄，情绪随之舒畅，恰如清代吴尚先所言："七情之病，看花解闷，听曲消愁，有胜于服药者矣。"

唱歌不仅可以消愁解闷，而且还能陶冶性情，如孔子言："安上治民，莫善于礼，移风易俗，莫善于乐。"音乐是情感的语言，它可以抵达人的心灵、拨动人的神经，使心灵的负担减轻，促使人们在优美的旋律中向平和的态度转化。当今社会因生活节奏快、竞争激烈等致情志疾病高发，世界各地如芬兰、德国等组织了"发牢骚合唱团"，合唱团的宗旨是"把烦恼写出来，将牢骚唱出来"，牢骚歌唱完后，情绪得到了释放，人们就会感觉心情愉悦，海阔天空，性情平和。

情志致病是中医病因学说的重要组成部分，是指因喜、怒、忧、思、悲、恐、惊七情变化而导致疾病。壮医的病因学说是"毒虚论"，认为"毒"邪是

发病的重要条件，体"虚"是疾病发生的内在因素，两者相因而为病，是导致人体生病的必要因素。壮医病因学说对情志致病不是很重视，与壮族酷爱唱山歌很少罹患七情所致的病证有关。

参考文献：

[1] 陆斐，王敦. 壮族歌咏文化的诗性思维与民族心理 [J]. 百色学院学报，2010，23（1）：31 - 35.

[2] 莫清莲，黄萍，黄海波. 略论壮族民歌在壮医传承中的作用 [J]. 中国民族民间医药，2009（21）：25 - 27.

[3] 莫清莲，戴铭，农敏坚. 壮族民歌中的保健医事记载 [J]. 中国民族民间医药，2009（23）：5 - 6.

[4] 张声震. 布洛陀经诗译注 [M]. 南宁：广西人民出版社，1991.

[5] 箫凤培. 广西民间文学作品精选：融安县卷 [M]. 南宁：广西民族出版社，1992.

[6] 雷庆多. 广西民间文学作品精选：崇左县卷 [M]. 南宁：广西民族出版社，1998.

[7] 农敏坚，谭志表. 平果嘹歌·长歌集·三月歌 [M]. 南宁：广西民族出版社，2004.

[8] 韦炳智. 民间医药秘诀 [M]. 南宁：广西民族出版社，1989.

[9] 莫清莲，林怡，戴铭. 壮医病因学初探 [J]. 中国中医基础医学杂志，2014，20（3）：293 - 295.

[10] 中国歌谣集成广西卷编辑委员会. 中国歌谣集成：广西卷 [M]. 北京：中国社会科学出版社，1992.

[11] 韦苏文. 壮族悲歌论 [J]. 民族艺术，1992（2）：114 - 124.

第七章　壮医药与壮族节庆文化

第一节　壮族节庆文化

节庆，即节日、庆祝日。节日是相对于常日而言，它是古人通过对天候、气候、物候的周期性转换之观察与把握而逐渐约定俗成的。节庆民俗则是与农业文明发生、发展同步萌芽出现的，最终形成了一系列适应自然环境、调节人际关系、传承文化理念的禁忌、占候、祭祀、庆祝、娱乐等活动项目。不同的时节，有不同的节庆民俗活动，且以年度为周期，循环往复，周而复始。一个民族的节庆文化与该民族所处的自然环境、生产和生活方式、原始信仰有着密切关系，与其所具有的文化与社会功能密切相关。壮族的节日莫不如此，在内容和形式上体现出浓厚的本民族特色。壮族的节日已成为壮族文化的重要特征与标志，凝聚着壮民族的创造精神与深厚情结，承载着壮民族对人寿年丰、平安富足生活的不懈追求与期待。

一、壮族节庆分类

壮族传统节日大致可分为农耕季节性节日、宗教性节日、纪念性节日三大类。无论是何种类型的节日，其核心都是为了祈祷生产丰收、生活富足、人丁繁衍、家业兴旺、平安幸福。

1. 农耕季节性节日

壮族是稻作民族，其节庆日自然而然与稻作农业生产活动有着密切关系。这一类节日包括农历一月的蚂蝎节、二月的祭社节、三月的开耕节、四月的牛魂节和拜秧节、五月的农具节、六月的尝新节、八月的跳岭头节、九月的庆丰节等，主要是围绕农事季节来进行的。

2. 宗教性节日

主要是祭祖性的活动，包括农历三月的扫墓节、布洛陀诞辰节，六月的莫一大王节，七月的迎祖送祖节，等等，每一个节日都要在村寨祠堂或自家厅堂祭祀祖先，反映了壮族的祖先崇拜观念与习俗。

3. 纪念性节日

主要是纪念先辈和其他历史人物、事件。如"三月三"歌圩节是为纪念壮族歌仙刘三姐，故又称歌仙节；娅拜节是为了纪念宋代一位壮族女英雄娅拜；六郎节是为了纪念壮族民族英雄侬智高而设。

二、壮族节庆文化的特点

壮族的节庆文化历史悠久，源远流长，是壮族传统文化的重要组成部分，在其漫长的形成、发展过程中，逐步展现出自己鲜明的特点。

1. 鲜明的稻作农业特色

壮族地区地处亚热带，雨水充足，适宜水稻的种植。壮族是最早发明水稻种植的民族之一，日常生活、生产活动与稻作有着千丝万缕的关系。壮族有很多节庆活动都是围绕着生产季节和农作节奏来开展的，是稻作文化伴生的。如农历三月开耕节是春耕开始的一种仪式，由村寨中有威望的头人在村边一块水田里，先在田边摆上祭品，焚香祭拜天地，然后牵牛持犁在田间来回犁一道，标志当年的春耕正式开始。此后，各家各户方可开耕犁田。农历四月初八牛魂节是人们为表示对牛耕作之劳的感谢和犒劳，专门给牛休息一天，把牛牵到河里清洗，喂以精饲料，同时清扫牛栏。农历六月初六尝新节，此时田间稻谷接近成熟，人们到田间采摘率先成熟的稻穗回家，三穗挂在厅堂中的祖先神台上，其余脱壳与旧米一起煮成饭，先祭祖先诸神，然后全家享用，因为这是一年中最先成熟的稻谷，故称为"尝新"。农历十月庆丰节，此时晚稻已全部收割并晒干，人们举行隆重的庆祝丰收仪式，祭祀酬谢诸神保佑之功，打扁担、跳春堂舞，以示庆祝。

2. 强烈的祭祖情结

壮族人民认为，祖先死后，其灵魂还在阴间活动，会给人世间的子子孙孙福佑，消灾保平安。在过年过节的时候，壮族人都在中堂供起祖宗，摆供品，燃香火，焚纸钱。清明时节，到先辈墓前祭扫，摆上酒肉、五色糯米饭，表示对祖宗的思念。农历七月十四鬼节，烧几套纸糊衣裳，为祖宗的魂灵御寒；烧几沓冥币，给祖宗在阴间使用。平时，杀鸡、杀鸭、煮猪肉，也要敬祭一下祖先。因此，虽说壮族人民也有万物有灵的观念，也崇拜"花神""蛙神"，但壮族人民最信奉的还是自己的祖先。

3. 深刻的饮食文化印记

壮族人过节称"哏节"（gwnciet），"哏"（gwn）就是吃的意思。也就是说，壮族过节是以"吃"为核心。过节时，除了必备酒肉以祭祀祖先诸神灵，祈求庇护，同时还会准备丰盛酒菜犒劳自己，并宴请亲朋好友。壮族以"吃"为核心的节日习俗，究其原因，除有"民以食为天"的本能因素外，还与壮族的稻作农耕生产方式密切相关。由于稻作农业耕作技术要求高，生产周期长，劳动强度大，从开始的耕田插秧、中间的施肥灌溉，到最后的收割入仓，其间工序可谓繁杂，每一道工序都要付出艰辛的劳动。加上南方气候炎热，人们头顶烈日在水田中劳作，耗费的体力更大。这时，人们就要适度休整，增加营养，改善生活，才能够继续从事繁重的体力劳动。于是自觉地产生了全民性的、约定俗成的身心休息日，以适应人们休整的需要。在节日这一天，各家各户备有美酒和鸡肉、鸭肉、鱼肉等丰盛菜肴，同时用糯米包粽子、蒸糕点糍粑，犒劳自己。于是，节日成为人们放松身心，安心享受美食，享受辛勤劳作成果的快乐日子，也成了人们的一种期待，一种合家团圆、共享美餐、身心放松、幸福快乐的象征。壮族以"吃"为核心的传统节日，正是在人们的这种期待、享受和快乐中传承下来的。

4. 显著的群众性、集体性

千百年来，壮族先民与大自然进行了长期艰苦的斗争，在生产力低下的环境中，为了获取生活资料，为了自身的生存与发展，形成了群体协作、团结互助的优良传统。壮族最重要的生产习俗是"滚揉"（vunzraeuh）、"多揉"（doxraeuh），意为邀约相助，俗称"打背工""赔工"，是氏族社会集体劳动的遗韵。"多揉"范围很广，耕田、种地、收割、起房子、婚嫁、丧葬等，人们都喜欢用这种形式主动相帮。这种集体协作、团结互助的精神，也反映在节日活动中。壮族的多数节日活动都是以村落为单位进行的，如蚂蜗节，"三月三"歌圩节、布洛陀诞辰节、药市节、莫一大王节、庆丰节等。在节日活动中，全村男女老少共同参加，相互分工协作，由村中头人负责组织，由麽公或道公（师公）主持祭祀仪式，然后集体聚餐。通过集体性的节日活动，展现了村寨的经济实力、组织能力、人气和声誉，增强了群内部和族群之间的凝聚力。

三、壮族主要节庆

壮族的传统节日较多，与其他民族的传统节日一样，都有其起源、发展与演变的过程，许多节日往往伴随着一个个美丽的传说故事，令人神往。

1. 春节

春节是壮族的岁首节庆，也是壮族最隆重的节日之一。壮族的春节，一般是从农历正月初一到正月十五，正月十五那天各家吃了专供祖神的"母粽"（特大粽子）后即告散年，意即新年节期聚庆终止。也有部分地区的新年节庆活动延至正月末，故通常又将整个正月作为庆新春节期，称为"过正月""吃正月"，壮语"cieng"（"正月"的简称）意即春节。

大年初一，是壮族一年中最隆重的节日。鸡鸣第一遍时算是新的一天开始，这时就要起床迎新年，穿好新衣、新鞋后，先给祖宗牌位烧香，点蜡烛，摆放贡品，然后燃放鞭炮。放炮后，小孩向长辈"恭喜"，长辈给小孩一些赏钱和鞭炮。无论男女老少，均盛装打扮，喜气洋洋。新媳妇和姑娘们争相奔向溪河泉边，挑新水，喝"伶俐水"，据说谁先得到新水，谁就会变得聪明伶俐。家族内和邻里间相互串门，给前辈拜年道贺，大人要给前来拜年的小孩发利是钱。拜年之后，各家拿着供品到村边庙堂祭神，祈祷新年人畜平安、五谷丰登。

在大年初一，各地壮族都有许多禁忌。如禁止扫地，认为此日扫垃圾出门，是家财外流的预兆；禁见鲜血，大部分壮族人认为，大年初一见鲜血不吉利，故禁止杀牲。因此，除夕时就要把大年初一要吃的鸡肉、鸭肉、鱼肉准备好；禁止借债、催债，一些地方认为，春节期间借债或被人催债，预示今年生产、生意不吉利，如果要借债或催债，需在除夕晚上以前和农历正月十五日以后。

春节期间，壮族人民还开展丰富多彩的文化娱乐活动。跳春堂舞（或打春堂），壮语叫"特郎"或"谷郎"（dwklongj），是壮族人民在春节期间用来庆贺新年、预祝丰收的舞蹈，至今仍流行于马山、都安、武鸣、上林、忻城、天等、平果等地。跳春堂舞时，最初是用捣米的木杵与舂米木槽互相敲打，名曰"谷郎"（壮语"谷"是"做"之意，"郎"为舂米槽）。后来为了方便，用扁担来代替沉重的木杵，用长板凳来代替笨重的木槽，因此有的地方又直呼为"打扁担"或"打虏烈"（"虏烈"即打扁担发出的声音）。舞者男女不限，人数不定，各执扁担，围绕木槽，上下左右，边唱边打，围观者在一旁喝彩助威，气氛非常热烈。其他活动还有舞狮、打铜鼓、武术等。

2. 蚂蚜节

蚂蚜（即青蛙）节是东兰、巴马、凤山、天峨、南丹等县壮族春节期间的一个习俗节日。壮族传说掌管风雨的是蚂蚜女神。每年的大年初一至初二，红水河沿岸壮族村寨通过祭祀它，祈求年年风调雨顺，岁岁五谷丰登，四季人畜兴旺。相传，蚂蚜女神是雷王的女儿，掌管雨水，使得大地风调雨顺。有一年，壮家有个叫东林的青年，因为丧母而痛苦不堪。他听到屋外蚂蚜"呱呱呱"地叫个不停，一时烦躁难耐，就用热水把蚂蚜浇得死的死、伤的伤、逃的逃。从此，蚂蚜不叫了，天再也不下雨了，人间便开始大祸临头。东林吓坏了，去求神祖布洛陀，得到神训应向蚂蚜女神赔礼道歉。于是，东林赶紧在大年初一敲起铜鼓，请蚂蚜女神回村过年，又请千人为死去的蚂蚜送葬。后来，人间又重新得到蚂蚜女神的保佑，风调雨顺。从此，当地的壮族人民年年要过蚂蚜节，祭祀蚂蚜。

蚂蚜节的活动大致可分为三个阶段。第一阶段为"找蚂蚜"。每当农历正月初一黎明，人们就敲着铜鼓成群结队去田里找冬眠的蚂蚜。据说，先找到蚂蚜的人是幸运的，被誉为雷王的女婿"蚂蚜郎"，成为该年蚂蚜的首领。第二阶段为"孝蚂蚜"和"抬蚂蚜游村"。人们把这只蚂蚜接回村，放入由黄金老楠竹精心制作的小棺内，再将小棺放入"花楼"中，指定两名歌手抬着装蚂蚜的"花楼"，由孩子们簇拥着游行于全村各户，并一路传唱祈求风调雨顺、人寿年丰的"蚂蚜歌"，然后拿出年糕、粽子、糍粑、米饼、彩蛋、白米、钱等让大家分享。从农历正月初一到正月底，白天孩子们抬着蚂蚜游村，到每家每户贺喜；晚上，则抬到蚂蚜亭下，人们跳"蚂蚜舞"和唱"蚂蚜歌"，以示为蚂蚜守灵。第三阶段为"葬蚂蚜"，为蚂蚜节活动的高潮。正月底这天，人们选择吉时，众人由"蚂蚜郎"带领，抬着蚂蚜"花楼"送到坟地安葬。下葬前，由主祭人挖开去年的蚂蚜坟，验看去年蚂蚜的遗骨，据其颜色预测今年的年景。如果蚂蚜的骨头呈金黄色，便预示今年是好年景，这时全场欢声雷动，铜鼓齐鸣；如果蚂蚜骨头呈灰色或黑色，便表示年景不好，于是人们就烧香祈求消灾降福。接着举行新蚂蚜的下葬仪式。葬礼之后，男女老少一起围着篝火唱歌、跳舞，送蚂蚜的灵魂上天。

3. 花婆节

传说壮族始祖母姆六甲是从花丛里走出来的，她掌管着人类生育繁衍的花园，专门为妇女赐花送子，人们尊之为赐花婆婆，妇女怀孕生育就是花婆婆赐予花朵的结果。后来姆六甲主管赐花送子之事，故其被奉为花婆神。农历二月二十九日（一说为农历二月初二）为花婆神的诞辰日，届时，壮族妇女备办鸡肉、鸭肉、鱼肉和香烛纸钱到花婆庙中举行隆重的祭祀仪式，并举办花婆施粥、放花灯、巡游等民俗活动，然后成群结队到野外采花来戴，祈求生育和保佑小孩健康成长。没有生育的妇女，是日要到野外采花来戴，以求花婆神赐花送子。若日后怀孕，为使小孩出生后有灵魂，须请师公到野外念经求花，还要在路边小沟做架桥仪式，把花从桥上接过来。小孩出生后，要在产妇床旁安上花婆神位，定期祭拜。

4. 清明节

清明节是祭扫祖坟的节日。壮族人民相当重视清明节，该节是继春节、鬼节之后祭祀亲人的隆重节日。壮族人民祭祖先，扫墓必以三牲供祭，大户人家则联宗祭祖，在坟山大摆宴席，凡过路者均被请去宴饮。一般扫墓均在清明节前后15天内进行。清明节期间，五色糯米饭、糍粑或艾叶糍粑是壮族人民必不可少的美食。壮族人通常会制作五色糯米饭祭祖、招待亲友。过去，即便是穷人，没有大鱼大肉，清明上坟祭祖的时候也一定会摆放一碗香甜的五色糯米饭来祭拜长眠于此的亲人。

5. 歌圩节

农历三月初三又称"三月三"歌节或"三月三"歌圩，是壮族的传统歌节。歌圩节的来历说法不一。据说，在唐代，壮族出了个能歌善唱的刘三姐，她聪明过人，经常用山歌歌颂劳动和爱情，揭露财主们的罪恶，财主们对她又恨又怕。农历三月初三那天，乘刘三姐到山上砍柴，财主派人砍断了山藤，导致她坠崖身亡。后人为纪念刘三姐，于农历三月初三、初四、初五连续唱歌三天，形成歌圩。又有一说，在桂中偏北的融水苗族自治县安陲乡樵花岭一带，每年农历三月初三是这里的会期，已有几百年历史。传说刘三姐从三江侗族自治县去柳州市，船经樵花岭，唱了三天三夜的歌。为了纪念她，每年农历三月初三就定为赶歌圩的日子。歌圩节这一天，家家户户做五色糯米饭，染彩色蛋，欢度节日。歌圩节一般持续两三天，地点在离村不远的空地上，用竹子和布匹搭成歌棚，接待外村歌手。对歌者以未婚男女青年为主体，他们以歌传情，以歌为媒，以歌求偶。如果男女双方情投意合，就互赠信物，以示定情。歌圩规模大小不一，小的歌圩有一两千人，大的歌圩可达数万人之多。人们到歌圩场上赛歌、赏歌，人山人海，歌声此起彼伏，热闹非凡。歌圩所唱涉及内容也很广泛，有天文地理、神话传说、岁时农事、社会生活、伦理道德、恋爱婚姻等各个方面，几乎无事不歌。此外，歌圩上往往举行抛绣球、碰彩蛋、抢花炮、板鞋竞技、跳竹竿舞等有趣活动，还有壮戏、师公戏、采茶戏和其他歌舞表演。抛绣球主要是娱乐活动，也做定情信物。当姑娘看中某个小伙子时，就把绣球抛给他。在现代，抛（投）绣球是一种集体性的体育运动。碰彩蛋是互相取乐承欢，亦有定情之意。1985年，广西壮族自治区人民政府将"三月三"定为广西文化艺术节。

6. 牛魂节

壮族人民认为牛并非人间凡品，而是天上的神物。传说牛于农历四月初八诞生于天上，因此这天是牛王的诞辰日。远古时期，陆地上没有草木，岩石裸露，黄土遍地，尘沙弥漫，人类生活受到极大的影响。牛王奉玉帝之命来到人间播种百草。玉帝指示它每三步撒一把草种，可它却一步撒三把草种。由于撒种过多过密，使得满山遍野杂草丛生，连人类耕种的田地也长满了杂草，禾苗受到损害。于是，玉帝便罚它在人间吃草，并替人类出力耕田耕地。这样牛便在人间以草为食，耙田犁地，一年辛苦到头，赢得了人们的尊敬。人们感激它的功劳，便在每年农历四月初八牛王诞辰日祭祀牛魂。于是，人间便有了牛魂节。牛魂节又叫作牛王节、脱轭节。这一天，主人给牛休息，各家各户把牛梳洗干净，把牛栏修整一新。寨老们对全寨耕牛评头品足，激励大家爱护耕牛。家家蒸制五色糯米饭，用枇杷叶包糯米饭喂牛。主人在牛栏外安个小矮桌，摆上供品，点香烛，祭祀牛魂。

7. 药王节

农历五月初五为药王节，亦称药师节、药市节，是壮族的传统节日。传说药王是壮医药神，他发现药草，为人治病，还向众人传授种药、采药、治病的知识。壮族地区较大的村寨都立有药王庙，每年农历五月初五端午节祭祀药王并进行采药防病活动。如广西隆胜各族自治县一带壮族群众此日上山采回乌桕、田基黄、葫芦茶、元宝草等草药煮水洗澡，据说可使皮肤光洁，不生疥疮。靖西市的壮族则在这天开设药市，专卖各种草药。药市这天，交易摊位有2000个左右，赶市者达30000多人次，上市的药材品种多达数百种，主要有黄花倒水莲、虎杖、苏木、骨碎补、十大功劳、大罗伞、小罗伞、金不换、绞股蓝、石菖蒲、大血藤、吹风藤、土甘草、土牛膝、土党参、土当归、救必应、丢了棒、九节茶、金果榄、田七、岩黄连等壮族道地药材。壮族民间习俗认为，端午节的草药，根肥叶茂，药力宏大，疗效最好。这一天人们到药市上饱吸百药之气，可以预防疾病。百姓还喜欢到药市上买药、认药，既可防病治病，又可增长知识。此外，药王节这一天各家各户还包"羊角粽"，做艾叶糍粑，在屋里熬醋液，烧柚子皮，在门边插艾草、菖蒲，以驱邪逐疫。

8. 六郎节

六郎节于每年农历六月初六举行，是壮族的传统节日，又叫过小年，亦有的称"六郎节""七郎节"。节日期间，三天不做任何农活（和春节一样），村村寨寨、家家户户宰鸭杀鸡，做五色糯米饭，进行祭祀活动，极为热闹、欢快。相传，壮族英雄侬智高突破敌人重围以后，六月里经过的地方在六月过节，七月里经过的地方在七月过节。宋朝皇帝十分忌恨侬智高，严禁人们纪念他。于是，壮族人民把六月节称为"六郎节"，七月节称为"七郎节"，以此纪念自己的民族英雄。酒肉饭菜备办就绪之后，祭祀活动开始。先由寨主在村头祭献壮族首领侬智高，尔后各家各户可在门前摆上竹榻祭献、祈祝祷。这天晚上，还要举行"驱鬼"的活动。活动以村为单位，杀鸡、猪、鸭、狗和用谷草捆成形形色色的魔鬼，敲锣打鼓，由"仆摩"念咒语进行驱赶。在某些壮族村寨还举行隆重的体育活动，如抢花炮、打篮球、赛马等。这一天，壮族妇女染五色糯米饭，互相比较所染的颜色，看谁的颜色最鲜艳。第二天还要将自己所染的五色糯米饭背回娘家拜年。

9. 莫一大王节

莫一大王节是广西柳江、龙江两岸壮族的传统节日，也称五谷庙节，于每年农历六月初二举行。莫一大王是壮族民间师公教神灵系统中一个富有民族特色的土俗神，号曰"通天大圣"。传说农历六月初二为莫一大王诞辰，因其拯救壮族人有功，且保佑五谷丰收，壮族人民感其恩德，故于村前建庙宇、在家中立神位供奉。每年行小祭，供祭鸡肉、鸭肉、猪肉；隔六年一大祭，大祭必全村寨集资杀猪宰羊。届时每家派一人参加，在莫一大王庙举行盛大的祭祀仪式，由村寨头人主持，请道公诵经祈祷。祭时按一年12个月，分别将猪和羊的肉、肝、肠、骨头等不同部位做成12道菜，逐一摆在供台上。待

12道菜供齐，即可焚纸行礼。祭毕，将每道菜平均分给各人品尝。

10. 农历七月十四

农历七月十四是壮族的祭祀性节日，俗称"鬼节"，又叫"七月半""七月节""中元节"。这是壮族人仅次于春节的大节。这个节日的内容包括祭祖和祀鬼。相传农历七月十四是壮族始祖布洛陀逝世的日子，故人们世世代代在这一天祭奠始祖。从农历七月十四开始大祭，供桌上摆满猪肉、整只鸡、整只鸭、米粉、发糕、糍粑、糯米饭，一直摆到农历七月十六。每次用膳之前，得先把供品热一下，只有祭过祖，才能进餐。又传说那些非正常死亡的鬼魂无家可归，成为孤魂野鬼，四处游荡作祟。为免遭其害，人们在这天祭祖的同时，兼祭孤魂野鬼。其做法是杀鸡杀鸭，蒸糕做馍，用彩色纸裁成四季衣裤鞋袜，家祭之后，入夜又到河边野祭，燃香点烛，焚烧纸衣，并让其灰烬随水漂流。另外，这一天凡已出嫁之妇必回家省亲，但过节后必须回去，当夜不能在娘家留宿。

11. 擂背节

在桂西一带擂背节又称为"布依"，是壮族的传统节日。"擂背节"，用壮语称为"吟勾到"，"吟"即吃的意思，"勾到"即新谷来到的意思，"吟勾到"即新谷来到了，尝尝新。因为在吃新谷、尝新米的节日晚上，青年男女都要举行擂背活动，所以又称"擂背节"。擂背节在每年农历七月十五举行。家家户户宰鸡杀鸭，做豆腐，蒸新米饭，供祭祖宗，合家欢宴，并用米饭喂狗和猫，以示不忘其守家捕鼠之劳。晚饭后，青年男女打扮一新，相聚在村旁的晒场或草坪上，在月光下或篝火旁举行擂背活动。男女互相挑逗嬉戏，你踩我的脚、我碰你的脚跟，进而我擂你的背、你擂我的背。男擂女的背道"吟勾到，扭勒俏"，女擂男的背念"吟勾到，扭勒保"。老人小孩也来围观助兴，满场欢声笑语。按习俗，男先擂女的背，表示男先看中女方；若女先擂男的背，表示女方爱上了男方；若双双互擂，表示互相爱慕。这时，如果男女双方互有爱慕之情，便会互相追逐跑出场外，到村头寨边对歌、吹木叶，窃窃私语，倾吐情话，互赠情物，播下爱情花种。

12. 农历八月十五

农历八月十五俗称中秋节、仲秋节、团圆节。壮族有过"八月十五"的习俗。壮族人民认为，每年农历八月十五，月亮是一年中最圆、最亮的一天，是一个很吉利的日子，天上地上，都很安乐祥和。这一天，在外的游子都要赶回家与家人团聚，共享天伦之乐。家家户户吃月饼，蒸粉做糕，杀鸡宰鸭，做丰盛的晚饭，赏月、祭月、拜月，祈求团团圆圆、和和睦睦。各地还有不少的娱乐活动。如广西德保县、靖西市一带，壮族过"歪囊海"请月娘下凡与民同乐。桂西、桂北的男女青年，择地举行歌会，对歌传情，因此很多地方把农历八月十五称为中秋歌节。孩子们则用柚子皮做面具、花灯，打陀螺，踩高跷，扮高公矮婆，尽情玩耍。

13. 农历九月初九

壮族有"九九归一，百岁成仙"的说法，农历九月初九这天主要是给老人祝寿，也叫祝寿节，是老人寿辰活动的延续和补充。没有老人的农家也过节，有老人的农户则特别讲究。儿子要给老人剃头、穿新衣服；已出嫁的女儿都要回来，并带一只鸡、几斤米，俗称"补粮"，给老人添粮增寿。席间，子女儿孙先给老人喂饭，然后才进餐，以示孝敬。若老人在这年满60岁，子孙们要杀鸡宰鸭为其祝寿，并给老人添置一个寿米缸，以后每年农历九月初九都要向米缸内添米，直至装满为止，谓之寿米。此缸米只有老人生病时才煮来吃，但不能吃完。

14. 庆丰节

农历十月间，晚稻谷全部收割完并晒干，人们举行隆重的庆祝丰收仪式，祭祀酬谢诸神保佑之功，打扁担、跳春堂舞，以示庆祝。是日，各家各户准备丰盛菜肴，宴请亲朋好友，谁家客人来得越多，宴席就越热闹，这家主人就越高兴，这预示着来年收成更好。

15. 大年三十

大年三十又称年晚，即腊月三十，这是壮族人民一年当中最繁忙而又最热闹的节日。这天，男女老少全家欢聚一堂，煮出初一那天吃的米饭，叫"压年饭"，这是预祝来年五谷丰登的意思。晚上，各家各户杀猪杀鸡，包粽子，做年糕，做米花糖，煎馍，缝制新衣，张贴春联，等等。入夜，以猪头、阉鸡、果品隆重祭祖，全家人一起吃年夜饭。然后大人围在火边，除夕守岁；小孩尽兴游戏，通宵不眠。各户在门前悬挂鞭炮，待鸡鸣时燃放，以鸡啼第一声时最先点响爆竹者为最吉祥，俗称"压鸡嘴炮"，并在火灶边摆放供品迎接灶王爷归来。之后，每鸡啼一遍，就燃放一阵爆竹，直至天明。

第二节　壮医药与壮族节庆文化的关系

一、壮医阴阳学说与中元节的渊源

农历七月十四是壮族的祭祀性节日，俗称"鬼节"，又叫"七月半""七月节""中元节"，是壮族人仅次于春节的大节。这个节日的活动包括祭祖和祀鬼。顾名思义，"鬼节"因节日活动内容与"鬼"有关而得名。相传农历七月十四是壮族始祖布洛陀逝世的日子。壮族民间还有传说，说人死后变成鬼，都要到阴间去，只有到农历七月初七至十五才能"放假"回到人间探望亲人，故人们世世代代在这一天祭奠远祖。又传说那些非正常死亡的人的鬼魂无家可归，成为孤魂野鬼，四处游荡作祟，常抓人做替身。为免遭其害，人们在这天祭祖的同时，兼祭孤魂野鬼。因南方有水的地方居多，据老人说，江河是贯穿阳间和阴间的地方。祭拜祖宗时，所用的纸钱、衣物是要靠鸭子驮过奈何桥的，因此在"鬼节"一定要吃鸭子。久而久之，吃鸭子就成了过"鬼节"不可缺少的一项内容。其实，壮族地区地处亚热带，每年农历七月正是雨季，常常继发山洪，因而经常有人跌落山崖、溺水而亡。"野鬼"之说，是老一辈为了告诫人们（特别是莽撞的青少年）不要到山溪、河流附近去玩耍，免得发生意外，惹祸上身。

"中元"源于道家的"三元"之说。道教经典称农历正月十五为上元，农历七月十五为中元，农历十月十五为下元。按阴阳之说，月朔（初一）与月望（十五）是阴阳交感的日子。月朔之日，阳气、阳神、天神、生命之神居于主宰地位；月望之日则阴气、阴神、地祇刑杀之神统驭一切。依此推理，祭祀女神、月神、刑杀之神及祖先亡魂的日子便安排在月望。

壮族聚居和分布地区处于亚热带，虽然年平均气温较高，但是四季仍较分明。日月穿梭，昼夜更替，寒暑消长，冬去春来，使壮族先民很早就产生了阴阳的概念。加上与中原汉族文化的交流及受其影响，阴阳概念在生产、生活中的应用就更为广泛，自然也被壮医作为解释大自然和人体生理病理之间种种复杂关系的说理工具。明代的《广西通志》卷十六记载，壮族民间"笃信阴阳"。著名壮医罗家安在其所著的《痧证针方图解》一书中，就明确以阴盛阳衰、阳盛阴衰、阴盛阳盛对各种痧证进行分类，作为辨证的总纲。从壮族重视过农历七月十四"鬼节"来看，壮医阴阳学说的渊源与壮族人日常生活当中的节庆习俗不无关系。如生者与逝者，所处的境界即分为阳间与阴间，所谓"阴阳相隔，人鬼殊途"；祭祀祖先的日子也选在阴气、阴神主事的月望之日即中元节；就连过中元节所吃的鸭子，也有着其独特功能——沟通阴阳两界的使者。可见壮医阴阳理论并非凭空而来，它来源于壮族人对自然界的认识，来源于壮族人的生产生活、思想理念，有着深刻的壮族文化基础。

二、壮医三气同步理论与农耕性节日

壮族是典型的稻作民族，日常的生活、生产活动在很大程度上离不开稻作这个主题。壮族的农耕季节性节日大多顺应自然界的变化，围绕着生产季节和农作节奏而巧妙安排。如农历一月过完年节（春节），休整完毕，农历二月即进入春耕时节。春耕结束后，农历三月即是歌圩节的欢娱时刻了，这时候人们载歌载舞，愉快享受农闲。春耕过后，人们感激牛在春耕中的辛勤劳作，便在牛王诞辰日农历四月初八这天祭祀牛魂，给牛休息。这一天各家各户把牛梳洗干净，把牛栏修整一新。寨老们对全寨耕牛评头品足，激励大家爱护耕牛。于是，农历四月便有了牛魂节。农历十月，晚稻谷已全部收割完并晒干，人们举行隆重的庆祝丰收仪式，祭祀酬谢诸神保佑之功，打扁担、跳春堂舞，以示庆祝。于是便有了农历十月的庆丰节。

壮族人民早就认识到，人是自然界的一员，必须与大自然和谐相处；但人是万物之灵，人只要善于认识、掌握、利用自然规律，就能解决与自然界的矛盾。于是自然界有四季更迭，寒来暑往，便有了农作活动的春耕夏种、秋收冬藏。从壮族农耕性节日的安排可见，壮族先民不仅认识并掌握了自然界的运动规律，而且也顺应着自然界的运动规律安排作息，反映了壮族民众那种张弛有度、应时而作的自然生活规律。这是壮族先民"人与大自然和谐相处"思想的体现。

我们从壮族人民这种在生产生活上"崇尚自然，顺应自然"的理念，可以看到壮医"人不得逆天地""人必须顺天地"的三气同步的端倪。天、地、人三气同步，是根据壮语"人不得逆天地"或"人必须顺天地"意译过来的。壮医认为，人与天地须同步运行，人不得逆悖天与地，此即三气同步。就人体内部而言，其上、中、下三部分，亦即天、人、地三部分，需保持协调平衡，身体才能健康无病，亦即三气同步。壮医关于三气同步的概念，最先是由广西名老壮医覃保霖先生在《壮医学术体系综论》一文中首次提出。著名壮医专家黄汉儒教授对三气同步的理论进行了系统地阐述，主要用于说明人与天地之间的相互关系及人体内部之间的相互关系。

壮医三气同步的理论源于壮医对天地的认识，与远古壮族先民对天地起源的看法及当时壮族先民朴素的宇宙观有关。天地二界必须保持同步平衡，才不会有自然灾害；再联系到人界，则人、天、地三者之间，需保持同步平衡，人才不会发生疾病。其实壮族先民早就自觉或不自觉地遵循这个规律，并且应用于农耕活动的安排当中，正如壮族《传扬歌》中所唱，"正月到二月，耕田抢下种""春风二三月，耕耘正当时，早种苗禾壮，晚种收枯枝"。人们既要顺应农事活动的自然规律，又要发挥主观能动性，改造自然，搞好生产，才能获得丰收。只要真正做到"物我合一"，粮食就会增产丰收，人民就会健康平安。

三、壮医药的应用与药王节

壮族人民很早就有同疾病及一切危害健康的事物做斗争的历史。在壮族众多的节庆活动中，我们也可以找到防病祛邪的内容。

药王节是壮族众多节日中壮医药内涵最丰富的节日，它包含了壮族群众对疾病防治的认识，对药物栽培的采摘，对药物的功能、用法的认识等内容。药王节活动中，以靖西端午药市历史最为悠久，影响最大。据考证，靖西端午药市始于宋朝，盛于明清，至今已有 700 多年历史。清代的《归顺直隶州志》记载："五月五日，家家悬艾虎，持蒲剑，饮雄黄酒，以避疠疫。"当地壮族群众认识到，农历五月初五正值仲夏，气候炎热而湿气重，这种气候条件有利于毒虫滋生，易于引发病疫（传染病）流行。这个季节也是一些植物根茎成熟的时候，是采药的好时节，药物能发挥其最佳效果。农历五月初五，家家户户将艾草采摘回来，用艾叶、艾根做成人形或老虎的形状，俗称"艾虎"，悬在门楣的中央；将菖蒲制成宝剑挂在屋檐下，还要用艾叶、菖蒲、大蒜烧水洗澡，并将水洒在房前屋后。壮族人的这一节日习俗，是符合一定科学道理的。艾，《中国壮药学》载其能逐寒湿，理气血，止痛止血，并富含挥发油，可产生奇异的芳香，有驱蚊蝇、虫蚁的作用。《常用壮药临床手册》载其有调巧坞、祛风毒、调气机、除湿毒、除瘴毒等功用。大蒜也有解毒杀虫的作用。因此，用艾叶、菖蒲、大蒜烧水洗澡，并将水洒在房前屋后，对居住环境有消毒杀虫的作用，可抑制疾病的传染源，是符合夏季防病治病的卫生要求的。药市这天，交易摊位达2000个左右，赶药市者达3万多人次，上市的药材品种多达数百种，主要有黄花倒水莲、田七等道地壮药，对壮族地区道地壮药的开发利用有促进作用。

四、壮医养生保健与节庆活动

1. 饮食保健，防病治病

壮族的节庆文化与饮食文化是紧密结合的。节日期间，"吃"是核心内容，可以说壮族的节日，是"舌尖上的节日"。这既突出了"民以食为天"这个永恒的主题，又反映了壮族节庆文化的一个显著特点。壮族节日饮食文化丰富多彩，其中还包含一定的食疗保健内容。如春节期间家家户户必备的粽子，以传统的板栗猪肉粽最具代表性。包粽子用的粽叶——柊叶具有清热利尿，治音哑、喉痛、口腔溃疡以及解酒毒等功效。经过大半天的熬煮，粽叶的药用成分已融入糯米当中。栗子性温味甘，有养胃健脾、补肾壮腰、强筋活血、止血消肿等功效。因此，节日期间吃粽子，除了可以享受美味，补充丰富的营养，还具有粽叶、板栗等药食两用食材相应的保健治疗功能。五色糯米饭是壮族人民在节日招待客人的传统美食，特别是在农历三月初三几乎是家家户户必备。五色糯米饭因糯米饭呈黑、红、黄、紫、白5种颜色而得名，壮族人把它看作是吉祥如意、五谷丰登的象征。五种颜色所用的染料均是天然植物染料，如黄色染料用山栀子或姜黄，黑色染料用枫叶，红色染料、紫色染料是用同一品种而叶状不同的红蓝草（壮语叫"gogyaemq"）经水煮而成。《中国壮药学》记载，山栀子"苦寒，清热解毒，泻火，凉血止血，利尿"，姜黄"苦辛温，破血行气，通经止痛"。《常用壮药临床手册》记载，红蓝草"味苦、辛，性寒，调龙路，清热毒，祛风毒"。此外，红蓝草还有生血作用，清代《侣山堂类辩》曰"红花色赤多汁，生血行血之品"，《本草纲目》里说枫叶"止泄益睡，强筋益气力，久服轻身长年"。因此，经常食用五色糯米饭，可清热解毒、补血强筋骨、延年益寿。由此，壮族人民独特的养生保健智慧可见一斑。

2. 心理健康，精神安慰

壮族节庆活动中的一个重要内容就是祭祖拜神。壮族人民认为祖先的灵魂会影响到子孙后代，并且相信去世的祖先会继续保佑自己的后代，因此有了对自己祖先、对壮族始祖布洛陀的崇拜。在科学技术极其落后的先古时期，壮族先民认为青蛙是一种能呼风唤雨的神灵物；同时，每年春天，青蛙开始叫的时候，人们就知道播种插秧的季节到来了。由于青蛙有这种"能力"，于是它就成了壮族先民的图腾崇拜。人们对青蛙图腾的崇拜是祈求风调雨顺，获得丰收；拜花婆神是为了求子；对祖先的崇拜是表达亲情和怀念，希望庇佑子孙后代……这些祭祀活动，使人们得到心理上的安慰、精神上的净化，使人们对未来充满希望，对生活持乐观态度，有利于健康生活。

3. 休闲休整，恢复体力

不懂得休息，就不懂得工作。现代人更是强调劳逸结合。而勤劳智慧的壮族先民，很早就自觉地在繁重的稻作生产之余，借庆祝节日之际，品美食，访亲友，叙亲情，使身心得到休整，使体力得到恢复，为下一阶段的劳作而准备。年轻人在过节之时，也通过对歌、摆背、抛绣球等文体活动，找到自己心仪的伴侣，使得青年男女精神愉悦、阴阳协调、心理健康、家庭幸福。在这些节日活动中，自始至终，无论男女老少，到处都是欢声笑语。在笑声中，在欢呼雀跃中，人们情绪得到宣泄，心情无比爽朗，忘却了忧愁和烦恼，有助于人的健康长寿。

4. 强身健体，益智怡情

壮族的节日往往伴随着丰富多彩的体育活动。传统的体育节目如大年初一舞狮、"三月三"歌节抛绣球、抢花炮、跳竹竿舞、板鞋比赛等。如今，壮族各村寨大都建有篮球场，节日期间经常举行篮球比赛。这些活动容易开展，器械简单而富有趣味性，易于普及，故受到广大壮族人民的欢迎。具有民族特色的体育活动，既能强身健体，又能益智怡情，体现了壮族人民对运动养生的重视，也体现了壮族人民热爱生活、乐观向上、团结奋进的精神。

参考文献：

[1] 覃彩銮. 壮族节日文化的重构与创新 [J]. 广西民族研究，2012（4）：66 - 72.

[2] 潘其旭，覃乃昌. 壮族百科辞典 [M]. 南宁：广西人民出版社，1993.

第八章　壮医药与壮族饮食文化

　　壮族是我国人口最多的少数民族，壮族的饮食文化受地理环境、气候条件、风俗习惯以及所在的社会环境等因素的影响。壮族地区食材广泛，壮族人民喜食土生土长的绿色食品，创造出了丰富多彩的饮食文化。这些食品不仅用于充饥和维系生命，而且还具有满足味觉、强壮身体、防治疾病的作用。在长期的历史发展过程中，壮族的饮食文化和壮医药紧紧联系在一起，相互融合、相互影响、相互促进。

第一节　壮族饮食文化的特点

　　壮族是一个典型的稻作民族，其作物栽培非常丰富，同时壮族居住地处亚热带地区，终年湿润多雨，百谷皆宜，粮食品种多种多样，一年四季瓜果飘香。由于得天独厚的自然环境及壮族人民的勤劳智慧，使壮族人的食物十分丰富，并逐步形成悠久的壮族饮食文化。壮族的主食有稻米、玉米、芋头、红薯、木薯、荞麦、黑饭豆、白饭豆和绿豆等。玉米品种齐全，其中糯玉米是壮族培育的优良品种之一，可以用来做粽子和糍粑，和糯米一样可口。壮族的传统肉食有猪肉、鸡肉、鸭肉、鱼肉、鹅肉、羊肉、牛肉、马肉以及山禽野兽等。壮乡的蔬菜种类繁多，有萝卜、豆、瓜、竹笋、蘑菇、木耳、白菜、芥菜、包菜、蕹菜、头菜、芥蓝菜等。壮族人对山货的食用有特别的爱好，以竹笋、银耳、木耳、菌类最为名贵。壮族地区素有"水果之乡"的美名，水果种类繁多，宋代《桂海虞衡志》就记有 120 多种。壮族人爱吃的水果有甘蔗、金橘、柚子、碟子柑、扁桃、菠萝、波罗蜜、香蕉、荔枝、龙眼、黄皮、橄榄和杧果等。壮族人过去的酒水主要是自家熬酿的米酒、白薯酒和木薯酒，酒精度数都不高，其中米酒是过节及待客的主要酒水。

　　壮族地区动植物资源十分丰富。在古代，壮族先民就把天上飞的、地上跑的、水中游的、地里长的各种可食动植物做成各类食品。在漫长的历史发展过程中，壮族的饮食习俗形成了自身的显著特点。

一、喜食糯食

壮族是以大米为主食的民族，广西地区是野生稻的故乡，壮族先民是最早栽培水稻的民族之一。最迟在汉代，壮族先民就确立了水稻的主粮地位。稻谷按米质可分为籼稻、粳稻、糯稻三大类。其中，籼稻和粳稻米性不黏，而糯稻米性较黏。与大多数以大米为主食的民族相比较，壮族喜欢食用糯米制成的食品，在壮族的主食结构中糯米所占的比例也是比较大的。壮族主要用糯米制作节日食品，如粽子、糍粑、米糕、五色糯米饭、汤圆、油团等。其中，最具壮族民族特色的当属粽子和五色糯米饭了。

壮族称粽子为"粽粑"，所制的粽粑花样繁多。在广西宁明县，春节时壮族群众往往制作一种大得惊人的粽粑，这种粽粑用芭蕉叶子包成，内放一条剔去骨头的腌猪腿，足有八仙桌那么大。这么大的粽粑是用于除夕祭祖用的。祭祖完毕，同族人共同分食这只大粽粑，以示大家同心同德，和睦美满。在云南省文山壮族苗族自治州，壮族群众喜欢在节日制作"马脚杆粽"。这种粽子是用长 30 厘米、宽 10～15 厘米的大粽叶包成，其形状一头粗大，另一头细长，很像一只带蹄的马脚，所以人们称之为"马脚杆粽"。做马脚杆粽时，要先将糯米淘洗后浸泡半个小时以上，把头年的干粽叶烧成草灰，与滤干的糯米均匀混合，再拌以火腿丝、枣子、猪肉、盐（或糖）等，最后包上粽叶，入锅水煮而成。这种马脚杆粽色泽灰黄，口感滑腻，味道鲜香，既可热食，又可冷食，保质期较长，不仅是当地壮族群众节日的必备之品，也是青年男女赶集、赶歌圩、赶花街互相赠送的常备礼品。

五色糯米饭，又称花色饭、花糯米饭、五彩糯米饭、五色饭等，是壮族"三月三"节庆必备食品。农历三月初三，家家户户做五色糯米饭，说是为了纪念歌仙刘三姐。五色糯米饭系用红蓝草、黄花、枫叶、紫番藤的根茎或花叶捣烂，取汁分别浸泡糯米（留一份米未泡色），然后蒸熟而成，其颜色分别呈红、黄、黑、紫、白五色。人们常将五色糯米饭捏成饭团，不同颜色的饭团陈列在一起，鲜艳夺目。彩色糯米饭的色彩原料不仅起着色的作用，而且也起到调味的作用，不同的彩色糯米饭有不同的香味。糯米饭经着色处理后，不易馊，不易坏，起到了防腐、保鲜的作用。彩色糯米饭除普通食用外，不同颜色的糯米饭还具有不同的作用，如黄色的糯米饭是壮族群众在上坟、接鬼和送鬼时使用的。

除制作节日食品外，人们还用糯米做一些特殊风味的主食，如南瓜饭等。南瓜饭是将一个老南瓜切开顶部作盖，挖掉中间的瓜瓤，将泡洗好的糯米、腊肉等放入瓜中，加适量水拌均匀，盖上瓜盖。将南瓜放于灶上，用文火将瓜皮烧到焦黄，再用炭烬火灰围住南瓜四周，使之熟透，然后将瓜剖开而食，风味独特。

同其他民族一样，壮族人民还用糯米酿酒。刘恂的《岭表录异》记载了唐代时壮族先民酿酒的方法："别淘漉秔米，晒干，旋入药，和米捣熟，即绿粉矣。热水溲而团之，形如馂饪。以指中心，刺作一窍，布放簟席上，以枸杞叶攒罨之。其体候好弱，一如造曲法。既而以藤篾贯之，悬于烟火上。每酝一年用几个饼子，固有恒准矣。南中地暖，春冬七日熟，秋夏五日熟。既熟，贮以瓦瓮，用粪扫火烧之。"明清以来，酿酒在壮族地区十分流行，稍富之家，几乎户户酿酒。除纯度较高的酒外，壮族人还喜欢饮用酒精度数较低的甜酒（又称甜糟）。这种甜酒制作方法较为简单，将酒曲撒在蒸熟的糯米上，放置数日便发酵而成。食用时添加适量水煮开，可连糟一起喝下。甜酒加红糖煮蛋，被壮族人民视为产妇的滋补佳品。

二、喜食生食

壮族喜食生食的传统十分悠久。生食品既有植物，也有动物，甚至是活的动物。唐代时，壮族先民即生食用蜜饲养的活小老鼠，唐代的《朝野佥载》卷二载："岭南獠民好为蜜唧，即鼠胎未瞬，通身赤蠕者，饲之以蜜，钉之筵上，嗖嗖而行，以箸挟取啖之，唧唧作声，故曰蜜唧。"到了近代，壮族生食、半生食的传统得到了继承。民国时期徐松石在《粤江流域人民史》中谈到壮族的饮食时，称壮族"喜欢半生半熟。樊绰蛮书说夷人食物有猪羊猫犬驴骡豹兔鹅鸭等，但食法与中土略异，因为他们不待烹熟，皆半生而食。此种风俗也与今日两粤的人士相类……鱼生和生菜的生食已不待论，就是一般蔬菜和鸡肉、鸭肉、牛肉等，烹者亦以略生为主"。在壮族的生食品种中，最有名气的当属生血和生鱼片。

壮族人民常吃的生血有猪、羊、鸡、鸭等动物的血，认为常吃生血能增血补气。有学者认为，此习俗来源于早期人类对血液的神秘观念，是待客的礼俗之一。在生血中，壮族人民以生羊血为贵，认为它最滋补。清代陆祚蕃在《粤西偶记》中说左江的山羊"生得剖者，心血为上，余血亦佳"。壮族人民食生血的方法：将尚带热气的生猪血、生羊血、生鸡血、生鸭血倒入干净的盘中，不停地搅动，不让其凝结，把加各种作料炒熟的肉和下水趁热倒下去，拌匀使血凝结，即可食用。

生鱼片又叫"鱼生"，是壮族节日待客的佳肴。清光绪的《横州志》记载当时人们制作、食用生鱼片的方法：剖活鱼细切，备辛香、蔬、醋，下箸拌食。现在壮族人食用生鱼片时，一般是将鲜嫩肥美的鲤鱼去鳞、刺，洗净后切成小薄片，拌入芝麻油、食盐、味精、葱、蒜、姜等，另备醋、黄皮酱、酱油等，食用时可根据个人口味，夹生鱼片蘸醋、黄皮酱或酱油吃，鲜嫩可口。会吃的人还加花生、芝麻及芫荽、椿芽一起吃，生脆鲜嫩，凉润爽口。

三、喜食腌食

壮族人民非常喜欢食用各种腌制食品。民国时期刘锡蕃在《岭表纪蛮》第四章记载："腌菜一物，为各种蛮族最普通之食品。所腌兼有园菜及野菜两种，阴历五六七月间，蛮人外出耕作，三餐所食，惟有此品，故除炊饭外，几无举火者。"壮族常用作腌菜的蔬菜有白菜、芥菜、萝卜、豇豆、刀豆、番木瓜、辣椒、姜、笋、薤等。其中，腌笋尤其出名，清代《白山司志》卷九记载："四五月采苦笋，去壳置瓦坛中，以清水浸之，久之味变酸，其气臭甚，过者掩鼻，土人以为香。以小鱼煮之，为食中美品。其笋浸之数年者，治热病如神，土人尤为珍惜。"

壮族不仅腌制各种园生、野生蔬菜，而且也腌制肉类鱼虾。民国时期的《同正县志》记载："西部山麓诸村远隔市廛，每合数村共同宰一猪，将分得肉和糯米粉生贮坛中，阅十余日可食，不须火化，经久更佳，名曰'酸肉'。"民国时期的刘锡蕃在《岭表纪蛮》第四章亦记载："若屠牛豕，即以其骨合菜并腌，俟其腐烂，然后取食。"用鱼腌制的鲊是壮族腌菜的典型代表，壮族制鲊的历史非常悠久，宋代周去非《岭外代答》卷六记载："南人以鱼为鲊，有十年不坏者。其法以及盐面杂渍，盛以之瓮，瓮口周为水池，覆之以碗，封之以水。水耗则续，如是故不透风。鲊数年生白花，似损坏者。凡亲属赠遗，悉用酒、鲊，性以老鲊为至爱。"

四、喜食酸辣食

生活于我国西南地区大山里的少数民族普遍嗜好酸辣食品，在民间往往有"三天不吃酸,走路打孬蹿""食不离酸""不辣不成菜""没有辣椒待不了客"之类的民谚。

壮族和西南地区的其他少数民族一样,也非常喜食酸辣之物。如云南省文山壮族苗族自治州的壮族人民特别喜欢酸酸的老扒汤。老扒汤的做法:将煮饭的米汤冷却,入缸,把洗净的青菜,白菜,甘蓝或其他菜叶切成小块,拌盐,放入坛内冷水汤中,封缸贮存一两日后,缸内的米汤和菜叶经发酵变酸,成为酸汤和酸菜;用酸汤和酸菜加肥厚的火熏腊肉块或油炸腊肉块煮汤,就成了老扒汤。也可根据各人喜好和具体备料情况,加豆腐和其他配料做成各种菜汤,作佐餐菜肴。老扒汤鲜酸爽口,可解暑。在插秧时节到农历八月这段天气较热的时间里,老扒汤是壮族人餐桌上经常出现的当家菜。腌制酸菜的酸汤煮沸后冷却,还可作为解暑饮料,清爽提神。

壮族人民喜食酸辣之物,是与他们的生活环境和物产有关的。壮族人民多生活于潮湿多山的地区,多吃酸辣,可以驱寒散湿;同时,壮族人民食用糯米较多,而糯米性黏不易消化,故也需要多食酸辣刺激胃肠,促进消化吸收。

第二节 壮族饮食礼俗

饮食礼俗是人们在饮食生活中所形成的各种礼节,是礼最外在的表现形式和严格规范下所支配的活动之一。汉代经学大师董仲舒的《春秋繁露·天道施》言:"好色而无礼则流,饮食而无礼则争,流争则乱。"同其他民族一样,壮族在长期的饮食生活中也形成了一套丰富多彩的饮食礼俗。

一、日常饮食礼俗

同其他少数民族相比较,壮族受汉族传统文化的影响是比较大的,因此敬老爱幼、上下有序、男尊女卑等传统观念在壮族的日常饮食礼俗中有所反映。如进餐时,老人往往受到特别的尊重,给老人盛饭时,要用双手从老人侧背把碗递上;饭后,要给老人递上茶水或清水漱口。壮族认为鸡、鸭的心、肝营养丰富,胸、尾肥嫩,因此人们食用鸡、鸭时,要把心、肝、胸、尾留给老人食用。又如壮族进餐时往往采取男女分桌而食,以免违犯"男女授受不亲"的古训。餐桌席位也有比较严格的规定,家长夫妇坐正位,子女坐旁位,媳妇坐下位。

二、待客饮食礼俗

壮族是一个好客的民族，这在古代文献中多有反映，如明代邝露《赤雅》上卷记载："人至其家，不问识否，辄具牲醴，饮啖，久敬不衰。"清代闵叙《粤述》记载："（客）至，则鸡黍礼待甚殷。"民国的《上林县志》记载："亲友偶乐临存，虽处境不宽，亦须杯酒联欢，以尽主人之谊；倘远客到来，则款洽更为殷挚。"龙州一带的壮族有"空桌留客"的风俗，即家有来客，主人即张罗酒菜，并在厅堂摆好饭桌餐具，表示已约客人吃饭，客人不能拒绝，若客人执意要走，便会扫主人面子。

在许多地方，壮族村寨任何一家来了客人均被视为全寨的客人，往往几家轮流请吃饭，客人要轮流吃一遍，不吃者为失礼。只有各家都尝一点，才算领了情、尽了礼。壮族宴客时，要让年老的客人和贵客与主人一起坐正位。招待客人的餐桌上必须备酒，方显得隆重。酒宴上，人们有喝"交杯酒"的习俗。壮族喝"交杯酒"，其实并不用杯，而用白瓷汤匙，两人从酒碗中各舀一匙，相互交饮，眼睛真诚地望着对方。为了表示对客人的尊敬，每上一道菜，主人都要先给客人夹一筷菜后，其他的人才能下筷。宴席上，壮族人是不会让客人的碗见底的，客人碗里往往被好客的主人夹满了菜，堆得很高。在壮族主人眼里，菜堆得越高表示越尊敬。有的壮乡，甚至用一根筷子穿起几块肉，往客人嘴里塞，名曰"灌肉"。有的初到壮乡的客人，怕吃不完剩下难为情，尽量把碗中的菜吃光，结果越吃主人就越往碗里夹菜，主人见客人吃不完才高兴，觉得尽到了礼；如果客人碗里的饭菜吃光了，便觉得食物不够丰盛，招待不周。

三、人生礼仪食俗

在婚嫁、丧吊、寿诞等人生礼仪活动中，饮食活动往往具有不可替代的重要作用和含义，因此人们格外重视这些人生礼仪活动中的食俗。在各种人生礼仪活动中，婚嫁活动最为隆重，其饮食习俗也始终贯穿于从恋爱定亲到拜堂成亲整个婚嫁过程。在广西靖西、德保、那坡、大新等地，男女恋爱一段时间后，到翌年正月初，女方家庭要办一桌丰盛的筵席款待新上门的女婿，当地称为"考婿宴"。在考婿宴上，女方家长特邀本村一位德高望重、见多识广的前辈考问女婿各方面的知识，有农业方面的，有日常生活方面的，也有宗教历史方面的，等等。这种考问的方式一般是在自然、融洽的进餐过程中进行的。考婿宴上准女婿的表现将直接影响到男女双方是否订婚。

在壮族的订婚礼仪中，有以槟榔做聘礼的风俗，清代《白山司志》记载："婚姻不用庚贴，但槟榔一盒、戒指一对送，谓之吃。"槟榔果呈长椭圆形，橙红色，壮族平时有食槟榔以助消化的习俗。宋代罗大经的《鹤林玉露》和清代的《白山司志》中均记载壮族人民喜食槟榔的原因是为了御瘴。壮族人民以槟榔做订婚聘礼，除因槟榔好吃之外，还因为它与"宾郎"谐音，古人称贵客为"宾"、为"郎"，以槟榔做聘礼，有尊敬女方的意思。

在红水河和柳江沿岸的一些地方，新娘上轿前要坐在堂屋中间，背朝香火，由一个父母、儿女双全的人把夫家送来的一碗饭端在手上，司仪高颂："一碗米饭白莲莲，糖在上面肉在间。女家吃了男家饭，代代儿孙中状元。"周围的人答："好的！有的！"端碗的人轻轻把碗里的一根葱、一只鸡腿、一块红糖拨过一边，给她扒三口饭，她吃三口吐三口（弟妹用裙子接），接着又把一把筷子递给她，她从自己肩上递给后面的小辈，自己却不得朝后看，表示永不后顾。

在婚嫁宴席上，壮族实行男女分席，但宴席一般不排座次，人们可以不论辈分大小坐在同一桌上就餐。壮族婚宴还有入席即算一座的礼俗，即不论年龄大小，哪怕是妇女怀中尚在吃奶的婴儿，也可得到一份菜肴，由家长代为收存，用干净的阔叶片包好带回家。这些礼俗体现了壮族平等相待的观念。但在有些壮乡，婚宴时男宾坐高席，女宾坐竹簟，反映了当时壮族社会对妇女有一定的歧视，如今这种现象已经很少见了。

除婚嫁饮食礼俗外，壮族的其他人生礼仪食俗也很丰富。如广西大新县安平一带的生子"三朝礼"颇为独特，届时外婆家要送1担糯米和20个鸭蛋。婿家请全寨小孩来绕着房子喊："俏（指婴儿）来啊，耕田去啊，种地去啊！……"喊完分给每个小孩一团糯米饭和一个鸭蛋。在桂西一些地方，60岁以上的老人做寿酒时，其长子"须行反哺之礼，以饭菜喂之"。

四、节日饮食礼俗

壮族的节日饮食礼俗也有一些独特的内容，如春节时人们要吃粽粑，一般不吃青菜，认为春节吃青菜来年田里就会长草，影响庄稼收成。"三月三"是壮族的重要节日，除吃五色糯米饭外，壮族还有吃五色蛋的习俗。五色蛋是把鸡蛋（或鸭蛋、鹅蛋）分别染成五种颜色，每人吃一个有色蛋，小孩每人还要在胸前挂一串五色蛋，作为碰蛋游戏之用。中秋节时，壮族人家也有赏月、吃月饼的习俗。孩子们在这天往往用柚子皮自制成各种奇形怪状的鬼脑壳，化装成高公、矮婆，到村里富裕人家桌上取食月饼。青年男女则结伴到田地里象征性地偷回一些瓜果蔬菜，俗称"偷青"，认为吃了这些偷来的瓜果蔬菜可以明目。

第三节　壮医药与壮族饮食文化的关系

一、壮医三道论与壮族饮食文化

壮医认为，人体内的谷道、水道和气道及其相关的枢纽脏腑均为人体生命活动营养物质化生、贮藏、输布、运行的场所，它们之间分工合作，互相配合，各司其职，滋养全身，从而实现了天、地、人三气同步，保证了各种生理活动的正常运行。谷道是食物消化吸收及精微输布的通道，气道是人体一身之气化生、输布、贮藏的处所，水道则是人体水液化生、贮藏、输布、运行的场所。壮族地区清新的空气、优质的水源及天然的绿色食品，对谷道、气道和水道功能的正常运行发挥了重要作用，从而提高了人体对疾病的抵抗能力，使人体维持健康的常度。壮医认为，五脏聚集精华，滋荣体质；六腑敷布水谷精微，扬清舍浊。五脏六腑的功能主要依靠"三道"来调养，而在壮族民间，尤其重视对谷道的调理。

壮族民间长寿老人众多，这与他们饮食合理有节是密不可分的。壮医非常重视对谷道的调理，与中医学的"脾胃为后天之本"不谋而合。壮族地区饮食有"五低"（低脂肪、低动物蛋白、低盐、低糖、低热量）和"二高"（高维生素、高纤维素）的特点，人们多以粗粮素食为主，长期食用土生土长的绿色食品。如巴马的黄珍珠玉米就具有营养丰富，脂肪、蛋白质含量比较高等特点；烹饪菜肴所用的火麻仁油是目前世界上唯一能溶于水的植物油。此外，他们还有饮食清淡、不挑食、不偏食等良好习惯，食物摄入的热量也比较低。他们合理的饮食搭配和良好的生活习惯对保证谷道的通畅和功能的正常发挥有着重要作用。人们也常以谷道功能是否正常来衡量人体的健康状况。

103

二、壮医药膳与壮族饮食文化

壮医药膳是在壮医药理论的指导下，由药物、食物和调料三者精制而成，用以防病治病、强身益寿的美味食品，具有浓郁的地方特色和民族特色。

壮医在全面分析患者的症状、病因、体质的基础上，结合环境、季节合理运用药膳进行食疗。食补的原则为春升、夏清淡、秋平、冬滋阴。壮医药膳的烹调特别讲究保持食物和药材的原汁原味，使食物与药材的性味紧密结合，更好地发挥治疗、保健作用。烹调方法有蒸、煮、炖、炒、煲汤等，制作药膳时，还加入一定的调料，增加药膳的色、香、味，增强食欲。

瓜果是常用的原料，用于制作各种民族特色的瓜果药膳，如山楂糕、菠萝盅、石榴汁。此外，壮族人民对米饭的做法也多种多样，竹筒饭、生菜包饭、五色糯米饭享誉海内外。

如今，壮族人民在传统药膳的基础上，又推出了具有民族特色的现代药膳，品种不断增加，如药膳罐头、保健饮料、药膳糖果、药膳点心、药酒等，受到越来越多的海内外来客的欢迎。壮医药膳将为人们的防病治病、延年益寿做出更大的贡献。

三、壮医养生与壮族饮食文化

壮医养生是在壮医理论的指导下，壮族人民在长期医疗活动中形成的独特养生经验总结。药补不如食补，壮医养生尤为重视饮食在强身健体、预防疾病、增进健康、延缓衰老方面的作用。

壮医善用血肉之品补体虚。虚是指由于先天不足或后天失调，或疾病耗损引起人体正气不足，致脏腑功能衰退而出现的各种临床表现。壮医的虚证主要包括老年病、慢性病和急性病邪毒祛除之后的恢复期症状等。壮族认为人为万物之灵，动物药为血肉有情之物，同气相求，故用来补虚最为有效。古往今来，壮族就深谙此道，喜欢用肉食和动物血来强壮和进补身体。壮族的传统肉食有猪肉、鸡肉、鸭肉、鹅肉、羊肉、牛肉、马肉、鱼肉等。羊肉，《中药大辞典》中记载其可以"益气补虚，温中暖下。治虚劳羸瘦，腰膝酸软，产后虚冷，腹疼，寒疝，中虚反胃"。鱼生营养丰富，味鲜香甜可口，壮族民间在每年中秋节，家家户户都做鱼生吃。动物血如猪血、牛血、鸭血、鸡血、羊血、鹅血等，本身就有补养气血的作用。羊血，味甘、苦，性凉，具有解毒、凉血止血、活血化瘀的作用，可治野葛等植物药中毒、肠风下血、吐血、血崩、胞衣不下、跌打损伤等；壮民杀猪时用猪血及碎肉拌上优质糯米，佐以葱、蒜，灌入洗净的猪肠中，用细线扎成一节一节，入锅煮熟即成。这种用猪血制成的"龙棒"，又称为"血糯肠"，可做主食，补虚效果不错。又如广西名菜"三七鸡"，经常进食可起到治疗营养不良性贫血，预防瘀阻性痛经的作用。除此之外，还有一些动物有补虚的功效，如乌骨鸡、麻雀、老鼠、蛇等。乌骨鸡味甘、性平，能补益肝肾、补血养阴、退虚热，故可治疗肝肾不足、虚劳、阴血不足诸证，以及阴虚内热、糖尿病、妇女崩中带下虚损诸证；用麻雀配合羊肉做食疗药膳，可以治疗因胞宫寒冷而引起的不孕症；如子宫虚冷无子者，可用山羊肉、麻雀肉、鲜益母草、黑豆，互相配合做饮食治疗；对颈肢节胀痛，历年不愈，每遇气候变化而加剧者，壮医主张多吃各种蛇肉汤；对于肺阴耗伤而干咳者，喜用猪肉或老母鸭、鹧鸪肉煲莲藕吃。壮医不仅对虚证如此，而且对挟瘀之证，有时亦配血肉之品，除用扶正祛瘀之品外，常与山药牛肉粥同服，以增强扶正之功效。

　　壮医善用各种药酒防病强身。壮族世代居住五岭之南，山岚瘴气盘郁结聚，不易疏泄，阳盛阴凝，蕴湿化热，挟瘀带瘴，常易猝发。气候炎热，阴湿多雨，故很多疾病皆与湿邪有关。《本草拾遗》中记载，白酒"通血脉，厚肠胃，润皮肤，散湿气"。壮族人民的祖先精通酿酒之道，自家酿制米酒、糯米甜酒、红薯酒、白薯酒和木薯酒，酒精度数都不太高，适当饮用，均有祛湿除瘴、温通经脉、消除疲劳的效果。其中，米酒是逢年过节接待客人的必备之品，在米酒中配以鸡胆称为鸡胆酒，配以鸡杂称为鸡杂酒，配以猪肝称为猪肝酒。饮鸡杂酒和猪肝酒时要一饮而尽，留在嘴里的鸡杂、猪肝则慢慢咀嚼，既可解酒，又可当菜。红薯酒可以起到预防高脂血、高胆固醇的作用。糯米甜酒可以起到补气养血的作用，在壮族地区有客人到，习惯先敬糯米甜酒，以示欢迎；还有以广西特产水果龙眼为原材料制成的龙眼酒，能起到补血益智、养心安神的作用；用余甘果来酿酒，对防治高血压、高脂血症有一定的效果。蛤蚧酒最能体现壮族特色，蛤蚧味咸、性平，有补肺肾、定喘咳、助肾阳、益精血、下淋漓、通水道的功用。取蛤蚧成品与白酒共同密封泡制，经过加工后做成蛤蚧酒，可以起到补肺定喘、温肾壮阳的作用，对治疗肺肾阳虚之喘咳、慢性支气管炎等有很好的疗效。壮族人民还把蛤蚧酒作为保健治疗并举的药酒来经常饮用。此外，三蛇酒也属于药酒。三蛇酒是用特殊处理的过山龙、扁头风、金环蛇或银环蛇加入一些草药浸泡好酒而成，是一种名贵的药酒。用眼镜蛇的蛇胆兑白酒，可以起到很好的祛风湿、除湿毒的作用。

壮医善用各种饮品解毒防病。壮医毒虚致病理论是壮医学独具特色的病因病机学说，壮医认为毒是引发疾病的主因。由于壮族地区特殊的气候和地理环境，毒不仅指一些有形的毒物（如蛇毒、虫毒、毒草、毒树等），而且也指无形之毒（如热毒、火毒、风毒、湿毒等），还泛指一切致病因素的总称。壮族地区气候炎热，烟瘴易发，在此生活的人们往往有极易上火、易阳胜动火、易感湿热等体质，故能清热消暑、除瘴祛湿的饮品才是壮族地区的特色饮料。壮族人民喜欢用槟榔、山楂叶、米酸水制成饮料。春夏之际，疾病流行，壮族家中往往备有槟榔，用来煮水饮用，可以消除瘴气。壮族民间还常用晒干的山楂叶浸泡于开水中，待冷却后饮用，是止渴解暑的常用饮料。在壮族农村，家家自制米酸水，用来浸泡辣椒、豆角、嫩笋、蒜头等。炎暑时节，饮用些米酸水，不仅可止渴解暑，而且还可防治肠胃疾病；菜肴中加入些米酸水，可使人增加食欲。用余甘果果肉晒干制茶即余甘果茶，除对防治高血压、高脂血症有一定的效果外，还可防治支气管炎、咽喉炎等。壮族传统的夏天清凉饮料是凉粉果汁，这些饮料清凉甜爽，饮用后口渴马上缓解。接骨茶、桂皮茶、甘蔗水等用药简便、精专，可以起到很好的清热祛火的作用。由于壮族地区湿热交蒸，壮族人民易染湿气，有祛湿热作用的木瓜汤、木瓜盅等亦成为深受壮乡人民喜欢的祛湿凉茶；鸡骨草、狗肝菜直接用水煮煎服，能起到解热毒、除湿毒、退黄的作用。玉米含谷胱甘肽，有抗癌的作用。广西巴马长寿之乡的壮族人民除把玉米作为主食外，还经常用玉米煮汤代茶饮。

参考文献：

[1] 冯秋瑜. 壮族饮食文化特点 [J]. 中国民族医药杂志，2009 (11)：77-79.

[2] 刘朴兵. 壮族饮食文化习俗初探 [J]. 南宁职业技术学院学报，2007 (12)：1-4.

[3] 唐振宇，庞宇舟，蓝丽霞，等. 壮医养生法则初探 [J]. 中国中医基础医学杂志，2015 (1)：21-22.

[4] 朱华. 中国壮药志 [M]. 南宁：广西民族出版社，2003.

[5] 叶庆莲. 壮医基础理论 [M]. 南宁：广西民族出版社，2006.

[6] 蓝毓营. 壮医毒虚致病学说初探 [J]. 中华中医药杂志，2010，25 (12)：2147.

第九章 壮医药与壮族人居文化

第一节 壮族人居文化的演变

壮族及其先民的居住条件与特有的自然环境及生产力水平有着密切的关系。壮族居住房舍就地取材，早期因势而居，从岩居穴处，巢居树宿，发展成为干栏建筑。

一、岩居穴处

岩居穴处是早期人类最先开拓的居住形式。岭南山多，洞穴也多，故使岩居穴处有了更多的自然环境条件。《隋书·南蛮传》记载："南蛮，类与华人错居，曰蜒、曰獽、曰俚、曰僚，俱无君长，随山洞而居，古先所谓百越是也。"宋代《太平寰宇记》记载，宜州"山川险峻，人民犷戾……礼仪俗殊，以岩穴居止"。岩居穴处以蔽风雨，是人类最简便的居住形式。

二、巢居树宿

在原始社会时期，壮族先民主要靠采摘果实、狩猎来维持生活。"僚依山林而居，无酋长版籍，蛮之荒无常者也，以射生食物为活，虫豸能蠕动者皆取食"，由于岭南地区潮湿多雨，地势不平，毒蛇猛兽以及其他自然灾害经常威胁人们的生命安全。为了生存，壮族先民在同自然界做斗争的过程中，不断寻求最佳的居住环境。为了避免毒蛇猛兽的袭扰，逐渐形成了择高而居的方式。《韩非子·五蠹》有云："上古之世，人民少而禽兽众，人民不胜禽兽虫蛇，有圣人作，构木为巢，以避群害，而民悦之使天下，号曰'有巢氏'。"晋人张华在《博物志》中明言："南越巢居，北溯穴居，避寒暑也。"《水经·温水注》记载："秦余徙民，染同夷化，日南旧风，变易俱尽。巢居树宿，负郭积山，榛棘蒲薄，腾林拂云。"《林邑记》记载："……朱吾县浦，今之封界。朱吾以南有文俍人，野居无室宅，依树止宿，鱼食生肉，采香为业，与人交市，若上皇之民矣。"《天下郡国利病书》记载，蜀中"今山谷中有僚，但乡俗构屋高树，谓之阁阑"。《隋书·地理志》（下）记载，僚人"巢居岩处，尽力农事"。《宋史·良吏》记载："又僚民皆巢居鸟语。"文僚人即僚人，僚人、僚人均是壮族先民的一种别称，有树宿的习俗。

三、干栏建筑

随着生产力水平的提高，壮族先民从树宿逐渐演变成择高而居的形式，发展为居干栏建筑。干栏建筑是壮族地区现存的形态较为原始古朴的一种民居建筑形式。这类建筑主要分布在远离城镇、交通不便的山区村寨中。《旧唐书·西南蛮传·平南僚》记载："人并楼居，登梯而上，号为干栏。"《新唐书·南蛮传·平南僚》记载："山有毒草、沙虱、蝮蛇，人楼居，梯而上，名为干栏。"随着人们开始饲养牲畜，干栏上层住人，下层圈牲畜。宋代范成大在《桂海虞衡志》记载："居民苫茅，为两重棚，谓之麻栏，上以自处，下蓄牛豕。"早期的干栏建筑以竹木为架，上覆茅草或竹。随着社会的进步、经济的发展，干栏建筑的材料从竹木向土瓦、砖石转变。

干栏建筑从其结构来看，又可分为全楼居高脚干栏、半楼居干栏、低脚干栏、地居式干栏、横列式干栏等5种类型。从使用的建筑材料来看，又有全木结构、木竹结构、石木或砖或夯土混合结构、砖石或夯土结构等4类。

1. 全楼居高脚干栏

这类干栏民居是壮族地区现存的最原始古朴的一种建筑形式，主要分布于广西北部的龙胜各族自治县、三江侗族自治县、融水苗族自治县，中部的忻城县和西部的靖西市、西林县以及东部的贺州市等壮族聚居的山区村寨，其中以龙胜各族自治县的龙脊十三寨最为普遍，保留得最为完整、典型。其房屋多建在山岭的陡坡上，并依次辟坡而建，多为独家而立，或两家连为一体，鳞次栉比，檐柱相对，但整个村寨无一定布局和界定，每一村寨由20～50座房屋组成。其建筑的特点是全木结构和高脚楼居，即在高坡上开辟的房基上立木为柱，穿斗架梁，设檩铺椽，合板为墙，屋顶盖小青瓦（也有的用杉树皮或茅草覆盖），呈悬山式或半歇山式。内部辅板为楼，第一层架空，形成高脚木楼，围栏圈养猪牛和堆放杂物；第二层为人居，内以木板分隔成间，设木梯而上；第三层通常为半阁楼式，铺以木板，用以置放粮食和杂物，每层高2.0～2.4米。

2. 半楼居干栏

这类干栏建筑通常与全楼居木结构高脚干栏建筑同处在一个村寨里，而且梁架结构亦与前者基本相同，不同的是，此类干栏房屋依陡坡辟地而建，前三进间底部立柱架空，形成高脚干栏楼房，人居住在以铺板为面的第二层楼上，而后两柱则立于突兀而起与第二层楼板面齐平的台面上，与木楼下的地面高差约2米，使居室面形成四分之三为楼板、四分之一为地面的格局，故名"半楼居干栏"。此外，有些地方的半楼居干栏的后部以石块或泥砖为培，形成木石或砖混合结构。

3. 低脚干栏

顾名思义，低脚干栏就是干栏的架空底层降低至1米左右。这类干栏建筑主要分布于广西西部的平果县、龙州县、靖西市、大新县和北部的东兰县、天峨县、融水苗族自治县等地，且多建造在地势较为平缓的山脚下。

4. 地居式干栏

这类干栏建筑以融水苗族自治县的壮族村寨较为常见。其特点是在开辟平整的地面上立柱穿斗架梁，搁檩辅椽盖瓦，以四面拼板为墙，也有的砌土砖为墙，悬山顶，一般三开间、二进间，内部沿立柱用木板相隔成间；一般分上、下两层，下层即地面为居住面，上层为木板楼，用以放置粮食杂物。因地形所限，人们常在屋前的高台下立以木柱，用以支撑外伸的檐檩和屋檐，并且在柱之间连枋设栅，构成走廊；或沿门前地面辅板设栅，构成望楼或走廊。其廊下架空仍保留着传统的干栏建筑的一些遗迹。

四、地居式建筑

地居式建筑又称硬山搁檩，广泛分布于交通方便、与汉族杂居的城镇及其附近的广大农村。其形式和结构多样，且因地区不同而有所差异，但是其基本结构仍是大同小异，均为土墙（或石或砖）木檩小青瓦，悬山顶，并流行三开间主房的院落式，分上、下两层，人居下层（即地面居），上层为半楼或满楼，中间厅堂为明间。有些地方的地居式房屋局部还保留穿斗木构架的遗迹。如忻城县宁江一带的壮族居民，其厢房的隔墙筑至山尖处，近前檐墙部分留空，上方以穿斗木构架支托斜梁，其斜梁延至前檐，檐外以挑托檩，这是将传统的干栏式迴廊内缩的结果。

第二节　壮族住宅的特点

一、壮族住宅布局

　　壮族住宅的内部布局都严格遵循一个规矩,即以神龛为中心,火塘辅之。神龛在家中是至高无上的,它居于整个房子的中轴线上,显示出祖先崇拜的庄严、家族传统的威力,求得祖宗的灵光普照全屋。在神龛下面设一张八仙桌,桌上设置香案,以供香火。生人不许乱动香案,惹是生非,亵渎祖宗,否则将受斥责或引起主人的不快。八仙桌两侧设两个座位,左侧供一家之主专坐,其他人不许越位,冒犯家长尊严;右侧则是客坐。另一个重要部分——火塘,可置于厅堂的一侧或后部,位置仅次于神龛,因为这里是人们饮食的地方。壮族人民一般都在火塘、灶头附近设置祭坛祭祀灶王爷,以求得福光不熄,五谷丰登。住宅后半部为生活区,约占少半。前半部为举行庆典和社交活动的厅堂,两边是厢房,与厅堂相通的厢房是客房。主人卧室在后半部及与厅堂隔开的厢房。其中,神龛后面一般不让人住,要住也只能是一家之主。壮族住宅布局示意图见图9-1。

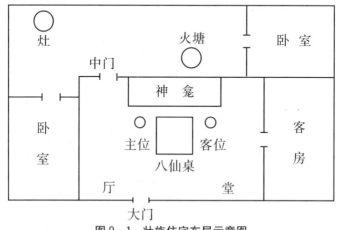

图9-1　壮族住宅布局示意图

　　干栏房屋的平面布局,特别是全楼居干栏和半楼居干栏的面积较宽大,一般多为六逢五往,一侧有披厦,面阔20米左右,进深10米左右,入口处设在房屋底层一侧,而后沿木梯登上第二层,大门口建有一长约7米、宽约

2.5 米的望楼，旁侧置放有木凳，可供人们外出进屋前挂放雨具和小工具，或稍作休息用。屋内厅堂与大门相对，并向两侧扩展相通，间无隔板，长约18 米，宽约 8 米，两侧各设有一火塘，其家人通常在右侧火塘炊煮，左侧火塘一般在婚丧和其他喜庆之日宴请宾客时才使用。如此宽敞的厅堂，便于人们举行集会、设宴和其他集体活动，而无须到户外（户外也极少有宽敞的平地）。常用的火塘一侧的壁面上都修设有壁龛，可放置炊器和饮食器具。后侧和左侧均以木板分隔成间，用作卧室或储藏室。其平面布置颇为考究，区域布局亦较严格。

如龙胜一带壮族的住宅从前厅进入堂屋，面对祖宗神位，神位的背面安排卧室。正中卧室住父辈（家公），左边房住母辈（家婆），怕妇女"亵渎"祖宗。如若正中卧室及左边房住的是家公、家婆，则家婆房有小门与家公卧室相连。右边房住儿媳。厅左、右两侧的房间为子女居住，儿子居右侧房间，女儿居左侧房间（以后结婚在外，回家时仍住此间）。这个布局有个明显的特点，就是夫妇异室。龙脊十三寨的房子布局，在右角的梯子旁边有妹仔房，突出于卧室前面，这有利于她们和小伙子交往。龙胜一带壮族的住宅示意图见图 9-2。百色一带的干栏式住宅中间为厅，厅的后半部做厨房，左厢房、右厢房做卧室。左厢房前半部分为父辈居住，左厢房、右厢房的后半部分为儿孙住。如果分家，长子住原屋，表示继位，其他兄弟择地另建。

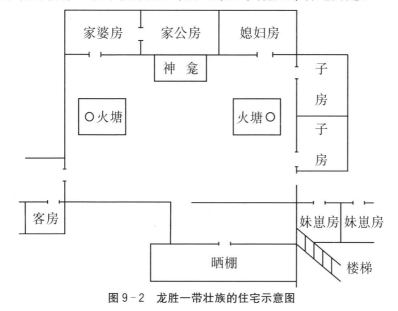

图 9-2　龙胜一带壮族的住宅示意图

天峨县白定乡壮族住宅厅堂的神台和两个火塘也是"品"字形分布，但卧房分布与龙脊的不同，家长房不在神台后面，而是在左后角。神台后面为普通房，儿媳或妹仔都可以住，说明桂西边远山区受男尊女卑的影响是比较小的。

此外，旁侧增建的披厦亦设有望楼和迴廊，可供乘凉用。在一侧的前面还设有以木竹建成的晒台，凡收成的谷物均可放在晒台上晒干，无须在外寻地晾晒。在房屋四周的板墙上，有序地开设窗口，既便于房间通风，又利于采光，保持室内空气通畅，光线明亮。厅堂和火塘处皆为明间，另一侧没有阁楼，并以木板分隔成间，多用作储藏室，也有作为卧室，以备客人多时使用。因此，其民居在生活起居方面可以自给自足，一家人的日常生活，包括晒谷、舂米、饮水、炊煮、饮食、宴客、集会等活动，均可在家中进行。

低脚干栏和地居式干栏房屋的面积就相对窄小，也较低矮，远不及全楼居高脚干栏和半楼居高脚干栏那样高、宽敞和实用，一般为三开间，面阔13米左右，进深约10米，结构较简单，建筑造价也较低，出入也比较方便，可基本满足一家人的生活需要。

壮族人民认为，大门是招财进宝之门户，是拒鬼魅于门外的关口，因此大门一般都开在正中央，与祖宗的神龛相对，有借祖宗的神灵护佑大门带来福气之意。但各地的风俗又各有不同，有些地方则认为"开门见山，祖宗不安，人丁不旺"，大门不开在中间，而开在靠左一侧；有些地方则不开后门，意为财不外流，倘若要开后门，也不能和前门同在一条直线上，以免财从前门进，后门出。从如此繁多的习俗可以看出，大门关系一家人的祸福，因此壮族人民在门框上贴上镇邪之符，或悬挂八卦镜、镜子及剪刀之类辟邪之品，拒鬼怪于门外，求得一家的平安。

随着人们生活水平的提高，壮、汉民族的交融，现在很多壮族人都住进现代化的楼房中，干栏建筑也随着时代的变迁而慢慢减少，但是住宅布局等依旧保存着壮族人民一些特有的习俗。

二、壮族土司官署、祠堂

壮族地区的土司制度，等级森严。土司对壮族人民建造住房有各种限制，不准其造高质量的住宅，以显示土司贵族与平民在住房上的等级差别。清代，上映、向都等地的土司规定平民不能用雕龙画凤来做装饰，台阶不能高过土司的房屋。因此，土司的屋宅无论是从规模布置，还是从质量装修来说，远非平民房可比。

明清的土官土司参考了汉族官宦人家的生活方式，构建了具有民族特点的土司衙门建筑群，至今保存较完好的有道光年间修建的忻城土司衙门和乾隆年间修筑的土司祠，它们的特点是在壮民族传统文化的基础上，接受了中原文化的影响，建筑布局模仿汉营造制式按一定的轴向展开，官舍并用，前衙后府；砖木结构，雕梁画栋，油漆彩画，显示了壮、汉两族建筑技术的融合。

忻城土司衙门是我国乃至亚洲现存规模最大、保存最完整的土司建筑之一，被誉为"壮乡故宫"。土司衙门建筑群占地 40000 多平方米，由衙门、宅第、官塘花厅、寺庙、祠堂、陵园等组成。土司衙门始建于明万历十年（1582 年），全部为砖木结构。木构件均采用珍贵木材制作，天面飞檐翘脊，落地门式屏风，彩绘浮雕、镂空花窗、朱漆梁柱、气势轩昂，吸取了明代先进的建筑营造艺术与结构的优点。土司衙门由照壁、前门、头堂、长廊、二堂、三堂、后院组成，在其左右还分布有东辕门与西辕门、东花厅与西花厅、东厢房与西厢房、兵舍、监狱等，祠堂则由照壁、大门、祭堂和后堂组成。整个布局以土司衙门为核心，前门临街，门前为宽廊，廊柱有清代同治年间广西著名书法家郑小谷撰写的阴文楹联："守斯土，莅斯民，十六堡群黎谁非赤子；辟其疆，利其赋，三百里区域尽隶王封。"大门两侧是八字跨街牌坊，称东辕门、西辕门，门楣上横额分别浮雕"庆南要地""粤西边隅"8 个字。衙门东面 20 米是莫氏祭祀祖宗的祠堂，占地 1470 平方米，始建于清乾隆十八年（1753 年），因毁于兵燹，于道光二十七年（1847 年）重建。分前、中、后三进：前进是正门；中进为正厅，两侧分别设有客房，前后镂刻贴金花窗，工艺精巧，装饰豪华；后进安放莫氏历代宗亲牌位。祠堂东侧有风格独特的三清观，西侧为鳞次栉比的官族府第，住着和土司最亲近的弟妹及叔侄等家庭成员。其间配置有士兵练武场和诊疗室等伺服系统。官府西侧建有关帝庙。由于严格的等级制度，两庙附近安排了土司的韦、刘、杨三姓亲戚居住，再往外才是民众的住宅和城墙。土司衙门南边有造型别致的"半月亭"和专供土司修身养性的"龙隐洞"，北有亭榭、石桥和环布奇花异木的土司官塘，西北安置有肃穆的土司家族陵园。所有建筑的整体造型都与土司衙门协调和谐。

第三节 壮族房屋的建造与壮族村落

一、壮族房屋的建造

壮族房屋的建造一般包括选址、择吉、建造、落成庆典等过程。按照壮族习俗，上述每个环节都有相应的祭典活动，以求吉利。房址以宽敞、向阳并有所依托的地方为好。河谷平原的则要避开低洼地带，选择较为隆起的地方，因为南方易涝，地势高则免于水患。尽可能靠近河流、沟渠或水塘，以便于汲水和洗涤。房屋方向一般是坐北朝南或是坐西朝东，这并不十分讲究。

择吉方面，壮家建造新房，一般都避开农忙季节，以便邻里乡亲都可以前来帮忙；同时也避开雨季，这样便于施工，房基坚实，质量保证，建起的房子牢固。择吉还包括开工动土要选择人和、财和、丁旺三吉利的日子。一般备好材料，选好时辰后，即可开工。

壮族工匠制造屋架不放大样，全凭师傅传授的经验，有严格的规格和尺寸比例。大型的干栏一般宽 16 尺（约 5.33 米）、长 32 尺（约 1.07 米）、高 24 尺（约 8 米），小型的干栏长、宽、高分别为 24 尺（约 8 米）、12 尺（约 4 米）、16 尺（约 5.33 米）。一般都是三进到五进。木匠根据木材的长短粗细，计划好高度和进深，就可以断木截枝，凿眼削榫。干栏的外山墙为四柱一梁，内山墙为三长柱一短柱一梁，短柱立于横梁之上，顶端驾着脊檩。椽子用一排雕成立鱼形或花瓶形的短柱支撑。每个斜面立短柱 5～7 根，从下往上排列，呈山形，用小横梁与中柱相连。这四柱一梁和若干小短柱用榫连接在一起，就构成了一面完整的山墙。若干山墙（至少是两面外山墙，一面内山墙）立在预先制好的柱基上，用榫连在一起，就成了一座干栏的骨架。榫和眼要求角度不差，大小合适，不用一颗铁钉，可以随时拆开，运到新地址重新立起后，完好如初，有很高的工艺水平。若是穷家，用大毛竹做梁柱，无法做榫，只好用藤条或竹篾捆绑连接，柱子须埋入地下。房顶一般盖苫茅或鱼鳞瓦。墙面一般以竹皮编织而成，家境好一些的用木板，大户人家则用红砖砌墙。

在制作房架的同时，石匠要做房基。干栏房基比较讲究，前半部为干栏下层，一般高 2.5～3.0 米；后半部垒成台基，夯上土，是烧火做饭的生活区。柱础用青石刻成，带花纹。富裕之家还要用很多长条石，垒成十多级的台阶，而穷家就只能准备木梯子。

房基准备好了，还要择吉日，才能立柱、安梁、架椽檩。在壮族人的观念里，立柱、安梁、接檩被认为是十分庄重的事情，不得冒犯任何鬼神，尽管它们无影无踪。不仅要请道公卜吉日、择良辰，而且还要供祭、念经、祷告。此外，还有很多禁忌，如上梁时辰不能逢午，据说逢午意味忤逆，将来子孙不孝；也不能鸡斗狗咬，鸡不能上梁，因为这意味着鸡飞狗跳，全家不宁。这一天，全村喜气洋洋，像过年过节一般，各家的劳动力都主动到场相助，抬梁扶柱，递檩架椽。后生爬到架上，用木槌把榫打入榫眼。欢笑声、木槌声、吆喝声交织在一起，在山谷中回响，十分热闹。如果主家手头拮据，同寨各家及亲友还要送些米和肉，热情相助。立好骨架后，单等上梁时辰，时辰一到，大梁披红挂绿，在鞭炮声中徐徐上升，对榫，敲打入榫眼，然后主客同入宴席，举杯相敬。人们散去之后，主家自己再选择"北风杀"日之外的日子盖瓦，编竹墙，修整内部，这得需要几个月到半年左右的时间。

干栏建成，被认为是大吉大利。乔迁之日，亲友云集，主家要大加庆贺一番。此时的头件大事，是庄重地把神龛、牌位、香炉迁到新居，杀猪宰鸡祭祖，并请师公喃摩（诵经念咒）。法事庄重而热烈，充满了对未来的憧憬和期待。之后，亲友和主人喝交杯酒，祝贺主人人丁安泰、六畜兴旺、百事顺利。

最后，是新房落成后的绿化工作。搬进新居后，通常要种植竹木果树于干栏四周，既美化环境，又增加收入。独家独院者，还种植带刺的箸竹，围成防盗篱笆，以保证居家安全。

二、壮族村落

壮族是个稻作农业的民族，村落的形成与农业生产和发展有关。壮族定居点一般都选在河流大转弯或大河与小河交汇处，河面宽阔，水流缓慢，背山靠水。水生生物丰富，利于捕捞，生活有保障；一旦山洪暴涨，退可上山，以保安全。附近要有较开阔的平地，有田可耕，涝不淹，旱能引水灌溉，适宜稻谷生长，能确保过上"饭稻羹鱼"的生活。

壮乡多崇山峻岭，丘陵绵延，河网众多，大小谷地和平峒分布于山岭河谷之间，可供开垦。土地、水源、气候的有利条件利于稻作农耕，壮族的村落就坐落在这些谷地或平峒里。壮族"无河不住，无田不居"和依山傍水择居而住。从秦始皇打开岭南通道以后，中原人士为避战乱迁来岭南，形成壮、汉杂居的格局。汉族一般都相对集中在交通便利的城镇附近，与壮族根据农耕需要在谷口和河溪上游建村落形成鲜明的对比，故有"汉人住街头，壮人住水头"之说。

壮族村落靠山近水，背北向阳，村前面有开阔的农耕用地，后面有挡住北风的高山。这种村落选址、朝向、定位选择逐渐模式化，世代传承，建成了壮乡星罗棋布的村落，有其科学道理。

壮族村落的大小，视附近的可耕作农田面积而定。高山地区山多地少，村落的规模小，分布稀疏；在丘陵和平峒则规模较大，分布也密集。村落的房子由干栏组成，从山脚依缓坡一幢一幢地往上建，直达山腰。干栏方向一般是坐北朝南或者坐西朝东，这并不十分讲究，而是讲究根据山弄峒场的形状，选择一处视野开阔、清流环绕的地方建造。道路依房屋排列自然形成。

壮族很重视村落内的植树造林美化工作。村落四周围有竹林，壮族人喜欢在自己干栏的四周，用荆棘编成篱笆围上一圈，篱笆和干栏之间的环形空地是院子，可以为菜圃和果园，种上青菜、木瓜、木棉、柚子、柑橘、黄皮、龙眼、芭蕉、桃、李，使干栏周围绿地如茵，果木遮天，竹丛掩映，别有一番情趣。

第四节　壮族人居文化与壮医药的关系

壮族先民根据壮族地区的地理环境及气候条件，形成了具有本民族特点的人居文化，特别是为了预防疾病、避免虫兽伤害、利于卫生和保健，发明了干栏建筑。

干栏建筑是壮族人民为了适应南方地区炎热多雨、地面潮湿、瘴气弥漫和毒虫猛兽横行的自然环境而发明建造的一种居住形式，满足了人们的生理和心理需要。干栏建筑有以下特点：一是防避瘴气。壮乡被称为"瘴乡"，诸多史书、地方志都对壮族地区的瘴气论述颇多，瘴气和瘴区成为死亡毒气、死亡之乡的代名词。据说古代凡有被贬官吏、文人、军士都视"瘴乡"为畏途，十去九不归。壮族先民十分注重未病先防，并在长期的生活和实践中总结出一些颇具特色的预防瘴气的方法，干栏建筑就是为预防瘴气而建造的。

二是避免潮湿。壮族居住地地处亚热带，气候特点炎热、潮湿、多雨。《素问·异法方宜论》记载："南方者，天地所长养，阳之所盛处也，其地下，水土弱，雾露之所聚也，其民嗜酸而食附。故其民皆致理而赤色，其病挛痹……"由于气候潮湿多雨，易犯"挛痹"之疾，干栏楼居建筑背坡而筑，人居高层，干燥通风，可以减少风湿病的发生。三是防范虫兽袭击。干栏建筑底层架空，离开地面，可以防范毒蛇猛兽的袭击，减少虫兽引起的伤害。四是卫生保健。干栏建筑"人居其上，牛犬豕居其下"，既可人、畜分离，又使得通风、采光良好，冬暖夏凉，居住起来很舒适。这些特点使其成为经济适用的民居建筑形式，体现了壮族同胞顺应自然、师法自然，与自然环境和谐共存的生态审美观。

参考文献：

[1] 覃彩銮. 壮族传统民居建筑论述 [J]. 广西民族研究，1993（3）：112-118.

[2] 陈丽琴. 那坡壮族干栏建筑的生态研究 [C]. 玉溪：中国艺术人类学论坛暨国际学术会议——艺术活态传承与文化共享论文集，2011.

[3] 梁庭望. 壮族风俗志 [M]. 北京：中央民族学院出版社，1987.

[4] 袁少芬. 当代壮族探微 [M]. 南宁：广西人民出版社，1989.

[5] 范阳，丘振声. 壮族古俗初探 [M]. 南宁：广西人民出版社，1994.

[6] 覃尚文，陈国清. 壮族科学技术史 [M]. 南宁：广西科学技术出版社，2003.

第十章　壮医药与壮族舞蹈、体育文化

壮医药是壮族人民在历史上创造和沿用的传统医药，具有明显的民族性、传统性和区域性，其形成和发展与壮族舞蹈、体育有着密切的关系。壮族舞蹈、体育文化是壮医药文化的重要组成部分。壮族人民在长期的生产生活实践中形成了丰富多彩、独具特色的传统舞蹈和体育形式。这些在传统民俗活动中呈现出来的舞蹈和体育形式对促进人类的健康有着十分重要的作用，具有畅通气血、宣泄导滞、疏利关节、增强体质、防病保健、延年益寿等作用，成为壮族传统的养生保健方法。

第一节　壮医药与壮族舞蹈文化

一、壮族舞蹈文化

1. 壮族舞蹈文化源流

壮族人民喜好舞蹈，能歌能舞，创造了形式多样的舞蹈艺术，且历史悠久。早在先秦时期，古骆越人就创造了精彩纷呈和别具地方民族风格的舞蹈，这在广西左江崖壁画以及铜鼓上就可窥其一斑而知全貌，代表着壮族舞蹈的灿烂历史。在规模宏大、气势雄伟的左江崖壁画上，人物图像众多，而且一律做双手肘上举、双脚叉开，为半蹲姿势，排列整齐，队形多变，有呈横排、纵排的，也有众多的人物围成圆圈，其动作整齐划一。这样的队形分组排列，而每一组画面都有一个形体高大、身佩刀剑、头戴羽毛或高髻的正身人像，其身旁或前面画有一面内带芒星的铜鼓或羊角钮钟图像，这是典型的集体祭祀舞蹈场面的形象反映，是舞蹈过程中对其代表性舞姿的定格式写照。据研究，位于画面中心形体高大、装饰与众不同的正身人物，既是氏族部落的首领和主持祭典的巫师，同时也是集体舞蹈的领舞者，其旁侧的铜鼓或铜钟，是形成节律和伴奏舞蹈的乐器。整个画面展现的是众人在巫师的带领下，随着激昂洪亮的鼓乐节奏狂欢起舞。

壮族原始的舞蹈多为模拟动物形态而创作。据民族学家考究，拟蛙舞是左江崖壁画所展示的舞蹈的主旋律。其舞蹈主要是通过双手的曲肘上举和两脚的叉开弓步，上下对称，构成蛙跃姿势。这种拟蛙舞蹈，隐含着古骆越人对蛙神的崇拜，以祈求功利。

拟鹭舞是壮族古代另一种极富地方特色的舞蹈。在广西贵港市出土的铜鼓身上就饰有拟鹭舞。舞人的装束精致独特，头戴插有鸟羽的华冠，身穿以羽毛为饰的长裙，裙前同幅略过膝，后幅则拖曳于地。舞时身体重心稍偏后，上体微微昂起，双手向左右或前后轻盈摆动，双腿叉开，似做行步状，而头、胸、身保持相应的协调姿势，似鹭鸟之形，是舞蹈过程中一种典型的舞姿瞬间定格式造型的形象写照。表演者以 2～3 人为一个小组，共有 8 个小组。这些相对独立的舞蹈小组同时翩翩起舞，步伐轻盈婉转，动态一致，无疑就是一种多姿多态的大型集体舞蹈。这种拟鹭舞体现了壮族先民对鹭鸟的崇拜，希望能获得鹭鸟的灵性，以弥补自身能力的不足。可见，原始的壮族舞蹈是作为构成人类活动、构成社会生活的必要媒介而存在的，与现代舞蹈更多的是表演性和娱乐性不同。

壮族是我国最早种植水稻的民族之一，壮族地区早期农业的特点是以稻作为本。壮族所居的岭南地区，气候温暖，雨量丰沛，河流密布，水源充足，土地肥沃，非常适宜稻谷的生长。壮族人民对舞蹈艺术有着深厚的感情和深切的感受，他们在长期的生产生活实践中，通过深入地观察和提炼，创作了多种反映生产劳作的舞蹈。如壮族著名的扁担舞、铜鼓舞、春堂舞、绣球舞、捞虾舞、采茶舞、竹竿舞等，大多模仿劳动动作，主题鲜明，舞步雄捷，诙谐活泼，感情逼真，反映了壮族人民的农耕劳作过程，充分体现了壮族劳动人民勤劳的特性以及倔强和爱憎分明的性格。这些舞蹈大部分经久不衰，至今仍很流行。

2. 常见壮族舞蹈及其分类

壮族自古精通歌舞，壮乡处处皆歌海，"刘三姐"享誉海内外。壮族对舞蹈也有深刻和独到的研究，壮族民间的舞蹈有 300 多种，形式多样，内容丰富，涉及宗教祭典、祈神求福、驱鬼攘灾、劳动生产、歌抒社交、生育婚丧、节日娱乐等社会生活的各个方面。按其性质划分，壮族传统舞蹈大致可分为宗教性舞蹈和娱乐性舞蹈两大类。宗教性舞蹈具有浓厚的宗教气氛和明显的宗教目的，其内容多与祈神驱鬼、攘灾求安有关，娱神性较强，在壮族传统舞蹈中一直占据主导地位，对人们的社会生活及思想观念产生深刻的影响，如道公舞、铜鼓舞等。娱乐性舞蹈包括自娱性舞蹈、表演性舞蹈及壮戏舞蹈，多在节日或喜庆活动期间举行。舞蹈的形式和主题主要有模拟生产劳动舞和拟兽舞两类。如壮族各地流行的捞虾舞、捕鱼舞、撒秧舞、插田舞、收割舞、舂米舞等，属于模拟生产劳动舞；舞狮、舞龙、舞春牛、彩蝶舞、金鸡舞、蚂蚓舞、斑鸠舞等，属于拟兽舞。

（1）舂堂舞

舂堂舞源自壮族的舂米劳动，以舂米为主题，以敲击声伴舞，节拍鲜明，于春节期间即举行表演，庆祝新年的到来，预祝来年粮食丰收。刘恂的《岭表录异》记载："广南有舂堂，以浑木刳为槽，一槽两边约十杵，男女间立，以舂稻粮，敲磕槽弦，皆有偏拍。槽声若鼓，闻于数里，虽思妇之巧弄秋砧，不能比其浏亮也。"舂堂又称"谷榔"，表演者以妇女居多，常多人持木杵围聚于盛有稻谷的大木臼边，以优美的动作挥动木杵撞击木臼，声如木鱼，运杵成音，轮番把稻谷舂成米。

（2）扁担舞

扁担舞又称打扁担，流行于广西马山、都安、东兰、邕宁、南丹等地，每年农历正月初一至元宵节期间表演。表演者以妇女为主，人数不定，但均为偶数，有四人、六人、八人、十人、二十人不等。

扁担舞是从舂堂舞发展而来，源于壮族舂米的劳动生活。扁担舞最初是用一块木板，盖在舂米槽上并用扁担敲打。因此，打扁担在壮语中又叫"谷榔"。因石槽太重，不易搬动，于是慢慢改为用长条凳。现代扁担舞多用板凳、扁担或竹竿为道具，板凳为木制，扁担和竹竿为竹制，表演形式多样，或分立于长凳的两边敲打凳子，或互击扁担。表演者随着扁担敲击板凳和扁担互击发出的音响节奏而舞，边打边唱边舞，时而双人对打，时而四人交叉对打，时而多人连打；有站打、蹲打、弓步打、转身打等，轻重、强弱、快慢错落有致，模拟农事活动中的赶牛下地、耙田、插秧、收割、打谷、舂米、纳布等动作过程。扁担舞不但能增强体质，而且运动步调一致，动作优美，行走灵活，协调自然，节奏强烈，声响清脆，深受壮族人民的喜爱。

（3）铜鼓舞

铜鼓舞是壮族古老的舞蹈形式之一，历史悠久，源于古代民间的祭祀活动，早在壮族地区的左江崖壁画上就有以铜鼓作乐的形象，后用于娱乐和礼仪活动。

铜鼓舞以壮族闻名的民间乐器铜鼓为道具，击鼓伴舞，自娱自乐，流传于广西东兰、都安、马山等地，大都在春节和庆丰收时表演。《唐书·南蛮列传》记载："击铜鼓，吹大角，歌舞以为乐。"明代汪广洋的《岭南杂咏》有"村团社日喜晴和，铜鼓齐敲唱海歌"的记载。

铜鼓舞表演时，一般由 7 人以上组成舞队，其中 4 人敲铜鼓，1 人打皮鼓，1 人舞竹筛或雨帽，1 人舞竹筒。铜鼓两面或四面成套，两面铜鼓的各由 2 人共敲一鼓，称一公一母；四面铜鼓一组的，4 人每人各敲一鼓，称二公二母。

舞蹈的内容多为农业生产活动过程的再现，如开场、春耕、夏种、秋收、冬藏、迎春等部分，用舞蹈形式表现出来，给人以鼓舞、向往，充满生机。

（4）绣球舞

绣球舞是壮族民间舞蹈，早在宋代就已盛行于壮族民间，主要流行于广西德保、靖西、田东、田阳、龙州、天等、大新、都安、马山等地。

绣球是广西壮族青年男女的爱情信物，每逢春节或"三月三"歌圩，壮族青年男女便会齐聚对唱山歌表达爱情。如壮族少女钟情于某个男青年，便会将布鞋、毛巾等礼品系在自己亲手精心绣制的绣球上，载歌载舞，将绣球抛向意中人。男青年得球后，亦载歌载舞，将礼品回敬女方。绣球舞即源于此，多在歌圩中进行。绣球舞集舞蹈和体育娱乐于一体。抛绣球时，有转球、摇球、抛球、接球 4 个舞蹈动作。

（5）采茶舞

采茶舞主要流行于广西玉林等地，是民间自娱性舞蹈，于春节期间表演。通常由一男二女表演，歌舞结合，男的称茶公，女的称茶娘，道具分别有钱尺、彩扇、手帕、彩带等。主题主要是表现人们的生产劳动过程，有时插入以反映青年男女爱情的故事情节。其动作朴实大方，富有幽默感。茶公常用颤腿、屈膝做矮桩动作，舞步轻快潇洒。手中的钱尺在表演"开荒舞"时可当作锄头，表演炒茶时可做拉风箱状，动作诙谐，富有情趣。茶娘多表现羞涩含蓄、细碎轻盈的舞步，多用"十字步""踏步转"，手中彩扇轻挥疾拢，犹如云朵飘舞、柳絮轻扬，舞姿婀娜，仪态万千，充分表现出少女的天真烂漫、活泼可爱。舞时载歌，或配以鼓乐，场面气氛热烈，具有较强的娱乐性。

3. 壮族舞蹈文化的特点

舞蹈艺术是伴随着人类社会生产和生活同步产生的，同样壮族舞蹈也是在壮民族心理素质和文化内涵的基础上，伴随着壮民族的形成发展而成为人们日常生活中不可缺少的文化意识形态。因此，壮族舞蹈风格植根于壮族社会的政治文化、宗教文化和生存环境。

（1）崇拜图腾

壮族舞蹈具有浓烈的原始气息，展现出较为突出的原始风貌。追根溯源，壮族舞蹈是在原始巫术与自然崇拜的氛围中产生和成长的。壮族自古重巫，素以信鬼好巫而著称于世。《九歌》《楚语》等古籍中对壮族先民信奉多神教，崇尚巫术宗教的风俗均有记载。壮族舞蹈与巫师祭祀酬神活动密切相关。远古时候，壮族先民的生产力水平十分低下，对自然界的各种现象，诸如地震、洪水暴发、火山爆发等，甚至日常生活中的日出、日落、刮风、下雨、雷鸣、闪电等无穷变化的大自然奥秘无法解释，特别是对人在夜间做梦和生老病死更是感到神秘莫测。因此，他们便开始无边无际的幻想，笃信万物有灵、灵魂不灭和信奉多神。壮族民间崇拜的神灵多而杂，有自然神、社会神、守护神等，崇拜仪式也随诸神的功能不同而不同。巫师祭祀敬神时总是边跳边唱，乐神消灾祈福。

壮族的很多舞蹈均与壮族的图腾崇拜密切相关。如壮族地区左江崖壁画上描绘的拟蛙舞就是古骆越人对崇拜物蛙神的亲近和娱乐，以祈求功利。而汉代铜鼓上记载的拟鹭舞则体现了壮族先民对候鸟鹭鸟的崇拜，希望能获得鹭鸟的灵性，达到预知气候变化、飞越高山、遨游长空和避凶趋吉的目的。流传于壮族民间的铜鼓舞和蚂蚜舞的起源与壮族崇拜蚂蚜、模仿蚂蚜形态有关，而且铜鼓舞与蚂蚜舞大多与蚂蚜歌节祭祀蚂蚜同时举行。

（2）反映劳作

壮族人民热爱劳作，并把生产生活动作舞蹈化。扁担舞、春堂舞、捞虾舞、采茶舞等，大多模仿劳动耕作中所使用的工具及动作，伴随着鼓乐欢快的节奏，模拟劳动过程中典型的象征性动作，表达欢度佳节、庆祝丰收和向往幸福生活的心境。扁担舞模仿用扁担在春米槽上敲打；春堂舞则以木杵撞击木臼，模拟把稻谷春成米的劳作过程；采茶舞则以茶山、茶篮等为道具，反映茶乡壮族姑娘双手采茶、拣茶和在茶叶丰收归途中追扑蝴蝶的形象。再如壮族的手巾舞，是以手巾为道具，手巾在壮族生产生活中常用来揩汗、裹头、包东西等，表现了壮族人民丰富的劳作生活。

（3）传情达意

壮族青年在劳作之余，常以歌舞表达自己的情感，其中以绣球舞最为常见。绣球舞以爱情信物绣球为道具，在对唱山歌中找到意中人后，青年男女便将绣球互抛给意中人。绣球舞的原意是在歌圩上男女双方互送礼物，把这些礼物和石块包起来，甩的时候才不容易偏离方向，因而古代壮族称之为"抛帕"，后来则改用爱情信物绣球。竹竿舞也是壮族青年男女在节日里常跳的舞蹈，这种舞蹈须多人配合方能完成，跳舞者的双腿轻巧地在竹竿间穿梭，善于跳竹竿舞的小伙子往往因为机灵敏捷、应变自如而博得姑娘们的青睐。竹竿舞配以音乐伴奏，能促进人们对音乐节奏的理解，协调运动，增强韵律感，成为人们交流思想、抒发情感的有效方式。

舞蹈文化以肢体作为符号，与特定的民族的生产方式和生活方式相适应。综观壮族舞蹈，无一不深深地蕴含着壮民族的历史生态烙印。随着壮族社会经济水平的提高及政治、文化的进步，人们的神权观开始异化，壮族舞蹈逐步向世俗化、生活化发展。如今，舞蹈大多选择在一定的节日场合进行，多以增进友谊，交流生产生活经验、交流感情为目的，这些民族舞蹈的自娱社交活动，大大地丰富了壮乡文化生活。

二、壮族舞蹈文化对壮医药的影响

舞蹈是文化的基本形态之一。壮族人民能歌善舞，创造了丰富多彩的民间舞蹈，可以说，这些舞蹈对壮族的医疗保健和运动医学的发展做出了重大贡献。

1. 壮族舞蹈促进了壮医药的萌芽和发展

在原始时代，壮族地区社会生产力极其低下，巫风盛行，人们信仰鬼神，哪怕是患了疾病，治疗也是以巫术的形式进行。当时，举凡狩猎、祭祀、祈祷、医疗等活动大都是通过舞蹈来进行的，古代壮族的拟蛙舞、拟鹭舞、铜鼓舞等无不留下巫师祭祀的印记。医巫同源、医巫并存的壮族地区文化发展特点，对壮医产生了重大的影响。但由于年代久远，且缺乏文字记载及实物见证，只能根据民俗民风窥其大略。古时壮巫分巫婆和魔公，主家有病痛或灾难，请巫婆和神对话，问明病灾的缘由，再择吉日请魔公行法事，杀畜禽敬祭，劝离仙，禳解厄难，舞刀剑，烧油锅，镇妖赶鬼，这就是巫医活动。

壮族民间传说三界公能驱邪除魔，保境安民，奉为医神，而立庙定期祭祀。在旧社会，壮医对某些疾病确有较好的疗效，但往往以巫医的形式出现，如刘锡蕃的《岭表纪蛮·杂述》记载，"蛮人以草药医治跌打损伤及痈疮毒外科一切杂疾，每有奇效，然亦以迷信出之""予尝见一患痈者，延僮老治疾，其人至，病家以雄鸡、毫银、水、米、诸事陈于堂。术者先取银纳袋中，脱草履于地，取水念咒，喷患处，操刀割之，脓血迸流，而病者毫无痛苦。脓尽，敷以药即愈"。可见，这些巫医往往懂得一医一药，在其施以巫术的同时多兼以药物治疗，而巫医治病均通过舞蹈以巫术的形式进行。这在新中国成立前，特别是在边远山区的壮族民间更是如此。巫术充满了迷信色彩，虽然有碍于医学的发展，但是在医巫同源、医巫并存的古代壮族地区，巫术对于壮医药的萌芽和发展具有积极的作用。

2. 壮族舞蹈促进了壮医医疗保健意识的形成

舞蹈通过肢体动作表达思想情感，增强体质，促进壮族人民的医疗保健和防病意识的形成。壮族先民自远古以来就生息在岭南地区，该地区气候炎热、山多林密、交通不便，生存条件非常恶劣，出于生存的本能，他们不断地寻求有利于自身健康的生存方法。在长期的实践中，他们逐渐体会到舞蹈是一种有益身心健康的活动，能增强体质，使性格变得开朗，身体变得柔软，让体质得到改善。因此，在劳作之余，空闲时间，或节日里，人们便会唱歌跳舞，或模仿狩猎，或模仿劳作，或模仿动物，以交流感情，放松情绪，因而对壮族地区的疾病谱有着重要的影响。壮族人较少患内伤杂病，尤其是情志方面的病更少，这与他们喜好歌舞有密切的关系。

3. 壮族舞蹈促进了壮医治则的形成

壮医对气有深刻的认识，对气极为重视，认为气是构成人体本原的原始物质，人体是由气构成的。气又以动为顺，以畅为治，认为人体内天、地、人三部之气必须保持动态的协调平衡（即稳态）才能达到健康状态。壮族舞蹈均有一定的动作套路，它的动作兼顾到手、头、颈、胸、髋、腿等部位，对舒畅心情、畅通气血很有帮助，因而能起到很好的调气作用，故舞蹈自古就受到壮族人民的青睐，壮乡处处皆歌舞，通过唱歌跳舞调节、激发和通畅人体之气，使之正常运行，与天、地之气保持同步，从而保持身体健康，逐渐形成调气治疗原则。如今，调气原则成了壮医防治疾病的重要原则，为壮族地区人民群众的健康做出了重要的贡献。

第二节 壮医药与壮族体育文化

一、壮族体育文化

1. 壮族体育文化源流

壮族体育与壮族民俗有着十分密切的关系，其深深植根于壮族文化及生活习俗之中，有的体育活动是以民俗的形式进行和发展的，有的体育活动则是依附民俗的某些事象来开展，成为壮族传统民俗的重要组成部分。民俗体育运动在壮族人民的生活中很早就已经出现，反映了壮族人民的生产实践、社会生活、种族繁衍以及宗教信仰，如斗牛就是一项颇具壮族特色的民俗体育运动，反映了壮族人民的农耕生产方式。壮族是一个典型的稻作农耕民族，早在新石器时代，红水河上游流域就出现了稻作农业。壮族自古生活在岭南地区，该地区山地较多，广西俗语道："高山瑶，半山苗，汉人住在平地，壮侗住在山槽。"耕田种地是壮民族的生存之道，人们至今一直保持着以稻作为主的农业生产方式，形成了一个质态相同、内涵丰富的稻作文化（即"那文化圈"），牛便是壮族主要的农业生产工具，因此与牛相关的体育运动项目随之诞生。据《布洛陀经诗》记载，布洛陀造牛后，便教壮族先民用牛耕田、耙地代替人耕，牛耕田、耙地需要力气，为了知道哪一头牛力气大又灵活，布洛陀就教人们用斗牛来评定。《布洛陀经诗》是一部中国少数民族古籍，成书于明代，经诗中的布洛陀被壮族奉为创世神、始祖神和宗教神，是布洛陀创造了天地万物。经考证认为，广西敢壮山是布洛陀文化遗址和壮族始祖及珠江流域原住民族的人文始祖布洛陀的故乡。可见，壮乡斗牛体育活动很早就已产生，并一直沿袭至今。每到农闲时节，在广阔的山坡、田野随处可见斗牛比赛。

壮族人民在长期的生产生活中，造就了勇于探索和热爱劳动的实践精神。壮族人民勤快爱劳动，逢年过节或有喜庆活动，都要开展抛绣球、赛龙舟、拾天灯、打壮拳等传统健身体育活动，通过体育锻炼增强体质，磨砺意志，预防疾病，这些体育活动自然就成了壮族人民的传统养生保健方法。

2. 常见的壮族民俗体育活动

壮族人民在长期的生产生活中，逐渐形成了自己独特的传统体育活动。

这些活动丰富多彩，既是劳动之余的文娱活动，也是壮族人民养生保健、增强体质的手段。常见的壮族民俗体育活动有抛绣球、赛龙舟、拾天灯、打壮拳、抢花炮、对唱山歌、舞狮以及板鞋竞技等，下面介绍一下抛绣球、赛龙舟、拾天灯、打壮拳。

（1）抛绣球

抛绣球是壮族人民喜闻乐见的传统民俗体育项目，在壮族地区广为流行。抛绣球历史悠久，可追溯到2000多年前。古代壮族先民常在作战和狩猎过程中甩投青铜铸造的古兵器"飞砣"，现代抛绣球即源于此。

抛绣球如今用来传情达意、娱乐身心、竞技强身。道具绣球多是用手工做成的彩球，以圆形最为常见，也有椭圆形、方形、菱形等。绣球大如拳头，内装棉花籽、谷粟、谷壳等，上、下两端分别系有彩带和红坠。壮族人民在茶余饭后互相抛接以娱乐身心，起到沟通感情的作用。而在每年春节、"三月三"、中秋节等传统佳节，壮族人民都要成群结队举行歌圩，在引吭高歌之中，青年男女互抛绣球，表达情意。

由于颇具民族性、趣味性和简易性，经改编后，抛绣球已成为广西少数民族传统体育运动会的竞赛项目，同时也是全国少数民族传统体育运动会的表演项目。

（2）赛龙舟

赛龙舟是壮族传统民俗体育项目，主要在壮族地区的梧州、南宁等地流行。赛龙舟也是壮族端午节举行的传统习俗活动。关于其起源，有多种说法，可追溯至原始社会末期，有祭曹娥、祭屈原、祭水神或龙神等祭祀活动。赛龙舟先后传入日本、越南、英国等，是2010年广州亚运会正式比赛项目。目前，赛龙舟已被列入国家级非物质文化遗产名录。

赛龙舟于每年的端午节举行。龙舟大小不一，一般是狭长、细窄，船头饰龙头，船尾饰龙尾。桡手人数不一，每船数十人不等。比赛规则是在规定距离内同时起航，以到达终点先后决定名次。

（3）拾天灯

拾天灯是壮族独特的传统体育活动，在壮乡广为流传，一般在喜庆节日和丰收时节举行。拾天灯的道具是天灯，壮族习俗认为天灯象征吉祥和长寿。天灯古而有之，古代用天灯告知村民土匪的行踪，后来就逐渐演变成了追拾天灯的民俗娱乐活动。

拾天灯比赛时，常以村寨为单位组队参赛，选手数十人不等，多是各村寨中身强体壮者。道具天灯的制作简单，以竹子为架，外糊一层纸，底部放上小油灯，形如水桶。天灯做好后，将天灯内油灯点燃，随着灯内温度升高，天灯便会升空飘荡，此时各参赛队选手奋力紧追，甚至跋山涉水，直待油灯熄灭天灯下降落地即可拾取，以首先拿到天灯者为胜。

　　（4）打壮拳

　　打壮拳是壮族传统体育活动，也是独特的拳种，历史源远流长，可追溯到 2000 年前绘制的广西壮乡的左江崖壁画。据《宁明州志》记载："花山距城五十里，江上峭壁画有赤色人形，皆裸体，或大或小、或持干戈、或骑马。而且沿江两岸崖壁上如此类者多有。"在左江崖壁画典型画面中，人物形象身高体壮，正面形似站桩姿态，双膝微弯成平马步，双肘微屈上举呈莲花掌，是人体站得最稳的功式，重心自然凝聚于气海丹田，是一种典型的功夫动作形象图。壁画中还展现有环首刀、剑、长枪、手镖、山弩以及竹箭等器械。聪明的壮族先民以壁画描述为主题，开发出一套健身活动——打壮拳，刀、剑等则成了打壮拳惯用的武术器械。壮拳的拳术套路有数十种，其动作彪悍，形象朴实，功架清晰，沉实稳健，拳刚、势烈、多短打、擅标掌、少跳跃，打拳时结合使用壮语发音，借声气摧力。现代壮拳又演变出各种不同的流派，使众多群众受益。

3. 壮族民俗体育的特点

　　壮族民俗体育活动具有丰富的文化内涵，表现出民族性、传统性、地域性、娱乐性、多样性等特点。随着社会的发展与历史的变迁，一些传统体育活动逐渐失去了原来的娱乐实用的目的，演变为表演性和竞技性都很强的体育运动。如抛绣球最先是寓意壮族两性交往文化，象征幸福的爱情生活；如今的抛绣球，则更多的用于表演和娱乐。又如赛龙舟，原本是端午节祭曹娥、祭屈原、祭水神或龙神等祭祀活动；如今的端午赛龙舟体育活动，则众舟搏击江面，江岸人山人海，锣鼓呐喊不绝于耳，具有显著的体育竞技性。

二、壮族体育文化对壮医药的影响

　　体育，壮语叫"哑咛"，即经常活动的意思。壮族人民勤快爱劳动，男女老少都喜爱体育。逢年过节或有喜庆的活动，壮族人民都要开展抛绣球、赛龙舟、拾天灯等传统健身活动。壮族体育文化对壮医药的影响是多方面的。

1. 壮族体育促进了壮医理论的形成

壮族体育文化蕴含着丰富的壮医学思想，并促进了壮医理论的形成。早在先秦时期，壮族聚居地广西崇左一带的左江崖壁画，就有典型的功夫动作形象图，著名壮医专家覃保霖认为，左江流域在一个回归年中，由芒种经夏至回到小暑前后，都有特定时刻，太阳正临当地子午线天顶，使天、地、人同在一宏观引线上，此时练功符合天体力学的宏观理论，练功效果最佳。覃氏将其命名为"壮医乾坤掌子午功"，深受后人的追捧。广西著名的体育项目打壮拳即源于此。

壮医乾坤掌子午功强调自然界天、地、人三同步，促进了壮医的人与自然界天地的"三气同步"学术理论。壮医三气同步理论是壮医的核心理论，是壮医独特的天人自然观，源于壮族先民对天地起源及宇宙的朴素认识，用以阐释自然界天、地、人三部之气与人体内天、地、人三部之气的内涵、相互关系及其运动变化规律，是壮医用以解释人体生理病理现象以及指导防治疾病的一种说理工具。"三气同步"理论认为，自然界的天、地、人三气是同步运行的，而人体又分为上部天、下部地和中部人，三部之气也是同步运行的。在生理上，只有人体的天、地、人三部与自然界（天、地）同步运行，制约化生，生生不息，人体才能达到健康境界，否则，百病丛生。

2. 体育活动丰富了壮医药养生保健的内涵

壮医药在预防疾病方面，积累了丰富的经验和知识。体育活动一直是壮医重要的养生保健方法，壮族先民喜好传统体育项目，很早就意识到通过体育锻炼既能疏通道路、调和气血、平衡阴阳、调心安神，还能增强体质，预防疾病。板鞋竞技、抛绣球、赛龙舟、拾天灯等传统健身活动都是壮乡人民喜闻乐见的体育项目，"体育强身"一直是壮医预防疾病的有力武器。通过体育锻炼，人体的肌肉筋骨得到了锻炼，可以宣泄导滞、疏利关节、磨砺意志，有效促进新陈代谢，促进气血流畅，增强体质，使身体不易受致病因素的侵害和干扰，使人与自然环境、社会环境和谐一体，从而达到强身健体、防病治病、益寿延年的目的。因而体育锻炼成为壮医防治疾病的有效方法，大大丰富了壮医药养生保健的内涵。

参考文献：

[1] 张声震. 壮族通史 [M]. 北京：民族出版社，1997.

[2] 黄汉儒，黄冬玲. 发掘整理中的壮医 [M]. 南宁：广西民族出版社，1994.

[3] 李坤荣. 壮族铜鼓舞起源 [J]. 民族艺术，1988（1）：194-199.

[4] 覃彩銮. 壮族舞蹈文化研究 [J]. 民族艺术，1997（3）：123-136.

[5] 宋宁. 壮医三气同步自然观的内涵及其应用 [J]. 中医杂志，2013，54（14）：1183-1185.

[6] 庞宇舟，宋宁. 壮医"治未病"初探 [J]. 中国民族医药杂志，2008，14（7）：5-6.

[7] 李美康，宋宁. 壮医治未病思想探析 [J]. 中国中医基础医学杂志，2014，20（8）：1034-1035.

[8] 覃乃昌，郑超雄，覃德清，等. 红水河文化考察与研究 [J]. 广西民族研究，2000（2）：77-79.

[9] 宋宁. 从花山壁画看壮医治未病医学思想 [J]. 辽宁中医药大学学报，2008，10（10）：49-51.

第十一章 其他医药文化对壮医药的影响及反思

第一节 其他医药文化对壮医药形成和发展的影响

壮医药 2000 多年的发展历史是一个不断总结本民族自身防病治病经验，同时不断吸收其他外来民族的医药文化，从而不断发展和完善的过程。

一、中医药对壮医药的影响

对壮医药形成和发展影响最大的莫过于中医药，一方面因为迁入广西的汉族人口最多，另一方面是中医药理论形成的年代较早，相对于壮医药而言，中医药具有先进性，而壮族对于先进文化的吸收和趋同也符合社会发展规律。中医药对壮医药的影响主要有以下三个方面。

1. 阴阳调和说

阴阳调和是中医的核心理论之一，包含了阴阳一体、阴阳对立、阴阳互根、阴阳消长和阴阳转化五个方面。中医认为，世间万物相生相克，人体只有阴阳平衡，方能保持健康。壮医援入了阴阳说，却没有像中医那样高度概括并运用于整个基础理论和诊疗体系，而是简单理解为生病过程中阴盛阳衰和阳盛阴衰两种转化情况，没有与五行相生相克联系在一起。一般来说，正盛毒重者或疾病的初期，多表现为阳证；正虚毒轻者或疾病的后期，多表现为阴证。

2. 君臣佐使说

中药方中各味药君臣佐使，各司其职，这是以成员在社会秩序中的地位高低、职责来对应药物的主次和作用的。壮医药方类似于中药方的君臣佐使说不同的是，"君臣佐使"关系变成了"波也"关系。由于壮族地区自古远离中原行政中心，社会秩序较简单，社会结构以各"都老"下的家庭为主，"都老"对各家各户无行政权力，只是以个人威信和凝聚力来感召村民，因此家庭结构在壮族地区中占非常重要的地位，而家庭主要成员的关系"波乜"也相应地被引入了壮医药的组方关系。

3. 经络腧穴说

中医认为人体存在着十二经脉和奇经八脉，这些经络具有沟通上下表里、联系脏腑器官与通行气血的功能，腧穴是人体脏腑经络之气血输注、会聚于体表的部位。当身体发生病变时，可以在经脉循行部位上取穴，通过针灸推拿等方法，刺激穴位，调整经络气血运行，从而使身体恢复正常。与此相应的是，壮医认为人体内存在着"龙路"（即血液运输系统）、"火路"（即神经系统）两条封闭道路，这两条道路在人体体表网结，而结点即穴位。壮医通过外治法刺激穴位，可以使两路去除瘀滞，运行顺畅，从而达到防病治病的作用。与中医经络相比，壮医的两路更能体现壮族人民朴素直观的思维方式。壮医的外治法吸收了中医的取穴经验，把一些中医的穴位纳入了取穴范围。如壮医在用药线点灸法治疗泄泻症时，一般取壮医特有的脐周穴，但是如果对伴有胸闷呕吐者，则加灸中医特有的内关穴或足三里穴。

二、道教医学对壮医药的影响

道教是中国土生土长的宗教，历代道家们对修道成仙与延年益寿的执着探索，使得道教在医学领域取得了许多成就，对中国传统医学产生了深远的影响。道教对壮族文化的影响远非佛教和其他宗教对壮族文化的影响所能及的。道教医学对壮医药的影响主要有两个方面。

1. "天人合一"思想

"人法地，地法天，天法道，道法自然"是道家的核心理论，道教医学认为人是一个小乾坤，是天地自然的一部分，人应顺应天地自然的关系和规律，使之达到天人合一的境界才能延年祛病。与此相应的是，壮医认为人禀天地之气而生，人体也是个小天地，其生老病死受天地之气涵养和制约，如人体之气能与天地之气同步，则可以保持健康状态，反之则发生疾病。由此可见，壮医病因病机理论的精神实质在于尊重自然、适应自然和把握自然，与道家医学的哲学思想是一脉相承的，是道家道法自然在医学领域的具体应用和发挥。

2. 信仰治疗

传统医学往往包含着强烈的哲学和宗教色彩，疾病的信仰治疗，可以理解为利用患者的宗教信仰来治疗生理或心理疾病。道教笃信神仙，相信通过符咒、祈禳能够为人除病去灾。道教符咒、祈禳在壮族地区的盛行有极为深厚的文化背景。壮族先民的信仰以万物有灵和多神崇拜为基础，相信无论是自然灾害还是人的病痛都与灵魂有关，因此巫医并行、神药两解在相当长的一段历史时期内成为壮族人民的主要治疗方式。进入宋代以后，面对巫医的极端盛行，宋王朝实行了倡医禁巫的政策，多次颁布了禁巫的法令，为医学的发展扫除了障碍。壮医学也在这一时期逐渐从巫医中独立出来，走上了理性发展的道路。宋太平兴国初年，范旻知邕州兼水陆转运使，一方面下令禁巫，另一方面拿出自己的薪俸买药给患者治病，愈者千计。他还把验方刻石置于厅壁，使当地人认识到医药的重要性并逐渐信医信药。在宋王朝的极力推行下，受汉文化影响较大的广西北部、东部地区病不求医，但祀鬼神的风气逐渐得到革除，而广西的西部地区到新中国成立前巫医一直占有重要地位。

三、佛教医学对壮医药的影响

佛教医学是以古印度有关疾病、医疗、药方之学为基础，以佛教理论为指导的医药学体系。古代壮族人民通过海上丝绸之路广泛地与海外国家进行交流。据考证，广西的佛教是在汉代末年经由海上传入合浦，再由合浦沿交广通道在广西内地传播的。佛教传入广西后，在壮族原始宗教的影响下迅速世俗化、实用化。据《广西通志·宗教志》统计，唐代时期广西共建有佛教寺院45座，宋代时期广西共建有佛教寺院131座。伴随着佛教文化在广西的传播，佛教医学也渗透到壮医药体系中。壮医对佛教医学的吸收是有限的，佛教医学对壮医的影响仅限于诊疗手段，而非核心理论，这一点与道教医学不同。佛教医学对壮医药的影响主要有两个方面。

1. 瘀滞致病说与外治疗法

佛教医学通过饮食、练习、草药、按摩和冥想等来保持三大生命能量的平衡，从而保持人体健康状态。推拿按摩在佛教医学里占有非常重要的地位，它认为人体经络中流动的能量如果出现堵塞和障碍，就会出现健康问题，指压按摩相应部位可以帮助调整经络中的能量，使其正常地流动，并清除流动渠道的瘀滞，起到治病保健的双重作用。壮医认为，当人体龙路、火路出现瘀滞筋结时，气血运行受阻，导致身体对应部位出现病证。壮医经筋医术就是通过手指触摸，查找导致两路运行受阻的筋结病灶，然后通过按摩、针刺、火罐等消除筋结病灶，达到通痹、理筋整复、祛病止痛的效果。

2. 芳香驱邪说与香药治疗法

佛教医学非常重视香药的治疗作用，认为"香"是弟子与佛陀之间的媒介。焚香熏嗅，以香药涂抹、洗浴，以香料入药，均具有消灾祛病之功效。秦汉时期，海外的奇香异药经海上丝绸之路源源不断传入中国。五代时期李珣根据自己的亲历亲见著有《海药本草》一书，该书收录了来自东南亚、西亚的香药很多，如丁香、乳香、茅香、迷迭香、降真香、甘松香、安息香、蜜香等。海外香药的大量输入，丰富了中医药宝库。北宋的《太平惠民和剂局方》载有医方 788 个，其中卷一《治诸风》载医方 89 个，海外香药占20％。壮族地区盛产各种芳香植物药，民间认为香药可驱邪避秽，广泛采摘用于防病保健，具有大众化和非专业化的特点。壮族香药外用时，主要用于佩挂和熏洗。香药佩挂是针对不同的病证在身上佩戴不同的香药。壮族一些地区直至 20 世纪 70 年代初期，香药佩挂仍是人们防病保健的重要手段，特别是年幼体弱者更为常见，所用香药均为本土野生采摘。香药熏洗广泛用于各种皮肤不适，特别是在每年春夏之交瘴气盛行的时节，家家户户采艾叶、柚子叶、侧兰、石菖蒲等芳香开窍、化湿行气之物置于房门屋檐下，并用之煎水洗浴。壮族地区一般外出遇有污秽或认为不吉之事，也要用柚子叶等芳香之物煎水洗浴或洗手以辟秽。除香药佩挂和香药熏洗外，壮族在日常饮食中广泛使用各种芳香植物如八角茴香、肉桂、芫荽、辣蓼、蒟蒌、紫苏、小茴香、薄荷、香茅等以行气健脾，去腥气。壮家人喜爱的鱼生宴必配新鲜芳香植物，光是各种芳香配料就有七八种。壮族还喜用各种姜，如山姜、蓝姜、黄姜、砂姜（山柰）等。

第二节　其他医药对壮医药影响的客观条件

壮医药 2000 多年的发展是一个变迁的过程，内部变迁是由于壮族地区经济社会发展和人们对自然界、人体自身认识的提高，从而促进了壮医药的发展；外部引发的变迁是由于外来文化的吸收和融合，改变了壮医药的发展轨迹。由于缺乏文字记载，今天我们从错综复杂，你中有我，我中有你的各传统医药体系中很难准确判断当年它们相互影响的具体年代、内容和形式，但是可以肯定，壮族地区便捷的交通条件、大规模的人口迁徙和文化往来对壮族文化发展形态的影响是巨大的，而文化形态的改变，势必会引起卫生习俗、诊疗方法和手段的改变。

一、便利的交通

古代陆地交通由于山川阻碍，河流成为连接东西南北的交通要道。壮族地区水路纵横交错，四通八达，自古以来就是南北民族迁徙和货物来往的主要通道。公元前 214 年，为了解决出征岭南的补给问题，秦始皇派人开凿灵渠。灵渠的建成是广西历史发展的一个里程碑，对壮族地区的经济社会发展产生了深远的影响。灵渠通航后，中原船只经湘江、灵渠，进入红水河、南盘江、柳江、南流江、西江等，西抵云贵高原，南下北部湾出海口，东达广州，成为中原地区和西南地区出海的重要通道。汉代时期，广西的合浦、贵港、梧州已发展成为重要的商业贸易港口城市，尤其是合浦成为海上丝绸之路的起点站。从合浦发船，可自南海沿北部湾西行，经印度东岸到达斯里兰卡，形成一条穿过马六甲海峡而贯通两大洋的航线。唐宋时期，连接宜州、田东、南宁、钦州几个地方，经钦州出海的水路成为我国与海外其他国家往来的便利通道，钦州因此成为国内外商贸的重要港口。《岭外代答》记载："凡交趾生生之具，悉仰于钦，舟楫往来不绝。"便捷的交通，为壮族地区经济发展、文化繁荣提供了良好的条件。

二、民族的迁徙和交流

从距今 50000 年的旧石器时代起，壮族祖先就生活在祖国南疆。1965年，桂林市甑皮岩发现 18 具人类骨骼化石，在 14 个人头骨中，有 6 个在顶骨处有人工凿穿的孔。这种现象与山东大汶口文化遗址出土的 5000 年前穿孔人头骨相似，与古代西方医学的开颅术是否有关联？是不是由于史前人类迁徙和交流产生的行为？这些问题由于缺乏资料，难以考证，但是从《尚书》《诗经》《逸周书》《墨子》等史籍考查，都有岭南或广西与内地交往的记载。从秦汉时期起，中原地区因戍兵、躲避战乱以及经济重心的南移，迁入广西的人持续不断。《史记》记载，公元前 214 年，秦始皇置桂林郡、南海郡、象郡，"以谪徙民五十万人戍五岭，与越杂处"，为了使士兵们安心驻守，又"使人上书，求女无夫家者三万人，以为士卒衣补。秦皇帝可其万五千人"。1273 年，蒙古南侵，当地居民为躲避战乱大举南迁入广东、广西、福建等地。除此之外，朝廷命官、贬官、商人以及流放到广西的有罪之人增多，据《汉书》《资治通鉴》等记载，从西汉阳朔元年（公元前 24 年）至新莽（公元 23 年）几十年间，因罪迁徙到合浦郡的达 11 人之多。除中原人民的南迁外，壮族、侗族、苗族、瑶族、傣族、仫佬族等民族之间不断迁徙分合，形成了各民族交错聚居的状态。

大量的人员迁徙和交流，带来了文化上的交融碰撞。中原文化以其先进性和较强的渗透性，很快就被壮族人民接受和吸收。根据壮族地区考古发现，广西在秦汉时期出土的文物中，有许多与中原文化共同的特征，如凤是楚文化中最常见、最具特色的装饰形象，合浦望牛岭西汉墓出土的 1 对铜凤灯，是汉文化渗透到广西的实物证据。改土归流后，许多流官在壮族地区建校办学，吸收壮族子弟学习儒家文化、四书五经，使儒家忠、信、仁、义、礼、智等行为规范在壮乡渐成风气，涌现了一批具有较高文化修养的学者，如明代进士韦昭、韦广、张煊、李文凤等均为宜山（今宜州）人。然而，中原文化在广西地区的发展是不平衡的，主要集中在广西地区的东北部、中部、东南部，而西部地区受中原文化影响不大。

除了中原文化，佛教文化也对壮族文化产生了一定的影响。考古发现，广西合浦、贺州、贵港、梧州、桂林、昭平等地的西汉墓出土了较多的琉璃、玛瑙、琥珀、水晶等物，尤以广西环北部湾沿岸的合浦汉墓发现最多，这些物品也是佛经上记载的佛教"七宝"，推测来自印度及其周边地区。因此，可以推测西汉时期佛教已经从海路传入了广西地区，在唐代达到了兴盛，此后缓慢发展。佛教的传入，对壮族先民的宗教信仰产生了一定的影响，如相信万物有灵、为死者超度等。然而，佛教对壮族文化的影响是有一定限度的，壮族只是从实用的角度对佛教文化进行了选择性的吸收和改造。

第三节　其他医药文化对壮医药影响的反思

一、其他医药文化对壮医药的负面影响

文化的形成本身就是一个不断吸收、改造、融合外来文化的过程，壮医药在发展中大量吸收、改造、融合了其他民族医药的成果。诚然，受生产力水平和认识水平的影响，历史上有一些错误、唯心的观点对壮医药的发展造

成了负面的影响，如道教医学的符咒、祈禳与壮族的原始宗教结合后产生了广泛的影响力，在很长一段历史内阻碍了壮医药前行的脚步。但是从壮医药的整个发展轨迹来看，外来医学文化与壮医药文化的结合，还是极大地丰富和发展了壮医药本身。

二、其他医药文化对壮医药的冲击

壮医药文化在发展的过程中由于文化的不自信，容易在吸收外来文化过程中迷失自我，从而逐渐湮没自身的优势和特色。在大量中原汉人南迁后，壮族的一部分人接触了先进的中原文化，深感敬仰，一方面积极学习传播中原文化，另一方面受中原汉文化中心论的影响，对自身民族文化习俗嗤之以鼻。在壮族聚居的广西南部地区上思、宁明、扶绥一带，20 世纪 50～60 年代还有许多群众会用针挑、针刺、捏痧等方法治疗一些常见病，但是在先进的西医面前自惭形秽，认为自己的行为是迷信的、不科学的，不再积极为群众治病。壮族历史上缺乏统一的文字，各地语言差异很大，医药的传播和发展存在很大的困难，因此民间的一些医方医术在其他医药文化的强势渗入下逐渐失传，许多医方医术除零星记载于其他民族的记载之外，已无从考查。当然有一些治疗方法和手段不能适应社会的发展，已不能为群众服务的例外，如古代壮医用陶针和箭猪毛作为针刺用具，现在已被先进的器具所代替；壮医喜用野生血肉之品如山瑞、蛇、穿山甲等入药，现在已不符合国家保护野生动物的政策要求。因此，正确认识壮医药的发展历史以及在整个医学体系中的地位，辩证地看待壮医药与其他民族医药文化的关系，应该是每一位壮医药人应有的思想认识。

参考文献：

[1] 廖国一. 佛教在广西的发展及其与少数民族文化的关系 [J]. 佛学研究，2002（1）：228 - 239.

[2] 范宏贵，顾有识. 壮族历史与文化 [M]. 南宁：广西民族出版社，1997.

[3] 朱名遂，谢春明. 广西通志·宗教志 [M]. 南宁：广西人民出版社，1995.

[4] 冯立军. 古代中国与东南亚中医药交流 [J]. 南洋问题研究，2002（3）：8 - 19.

第十二章　壮医药文化的传承和发展

壮医药是壮族人民在漫长的生产生活实践中形成和发展起来的独特民族医药，是我国传统医药的重要组成部分。当前，传统医药文化在经济全球化的浪潮下面临着前所未有的挑战，西方医学凭借着科技上的优势，近百年来在全世界范围内迅速应用，有 2000 多年沉淀的壮医药在这场文化洗礼中如何把握机遇和挑战，争取得到更大的发展，为人类的健康做出自己的贡献，是必须认真思考的问题。

第一节　壮医药文化传承和发展面临的主要问题

新中国成立后特别是改革开放以来，在党和国家的关怀下，壮医药有了长足的发展，建立了自己专门的科学研究、临床、教学机构，壮医药已成为广西医疗卫生体系的重要组成部分，壮医药服务的可及性得到提高。壮医药文化在民间也得到了进一步的宣传和推广，如"三月三"武鸣歌节、农历五月初五靖西端午药市等。但是，壮医药在传承和发展中也面临着一些亟待解决的问题。

一、不能正确认识壮医药文化在历史发展中的地位

壮医药发展在历史上曾达到较高水平，并对中医药的发展产生过一定的影响和促进作用。如《黄帝内经·素问·异法方宜论》记载有"故九针者，亦从南方来"，广西武鸣马头乡出土的 2 枚西周时期的青铜针灸针也印证了这个历史记载。壮族先民在治疗暑热、各种痧瘴毒病等方面积累了较丰富的经验，形成了一整套疗效显著、地方特色浓厚的诊疗方法。如在汉代，壮族先民就知道吃薏苡仁、嚼槟榔可防治痧瘴。从晋代起就出现了岭南俚人使用毒药和解毒药的文献记载，中原地区对壮族的解毒药尤为推崇，史上记载的如陈家白药、玳瑁血、曼陀罗花等。在壮族地区的医疗实践入载汉史典籍的同时，壮族地区的药材也源源不断地输送到中原地区，如田七、肉桂、罗汉果、

蛤蚧、莪术、广豆根、八角茴香、龙眼肉等在中医药中占有非常重要的地位。一方面，壮族地区的医疗实践丰富了中原地区的医药文化；另一方面，传入壮族地区的中医药与壮医药文化相融合，逐渐形成了独树一帜的"八桂中医学术流派"，丰富和发展了中医药文化。壮族地区植被丰富，四季花开不败，国医大师班秀文善用花类如素馨花、凌霄花、玫瑰花、佛手花等治疗疾病，疗效显著；广西针灸流派受壮医针刺的影响，在取穴、进针、留针等方面颇具特色；广西韦氏中医骨伤整脊流派，融入了民间壮医治疗骨折筋伤的经验和手法，在脊柱损伤退行性疾病方面具有较大的学术影响力。然而，遗憾的是，壮医药文化的璀璨光芒曾一度湮没在历史的尘埃中。从秦始皇统一岭南起，壮族地区就纳入了祖国统一发展的格局，由于经济文化发展滞后，加之语言文字障碍，许多汉族官员对壮族地区的医疗行为和生活习俗难以理解，往往视之为"蛮夷"加以否定。一些历史记载为了迎合人们的猎奇心理，对壮族地区的人情风俗进行了夸张、带有偏见的描述。封建社会历代统治者对壮族人民的文化和教育实行压制和禁锢，赵翼《檐曝杂记》记载："土民虽读书，不准应试。恐其出士而脱籍也。"1932年，桂系军阀在三江设立"改良风俗委员会"，规定当地族人一律改穿汉服，不得相约唱山歌及约期坐夜等。受此影响，壮族地区文化教育落后，壮族人很少了解本民族的历史文化，历史虚无主义思想严重，一些医疗卫生习俗往往与愚昧、落后等联系在一起，壮医药文化只能在民间曲折艰难地发展。诚然，在壮医药文化发展过程中，受到生产力水平和认知水平的局限，曾不可避免地带有民间宗教信仰和唯心主义的色彩，"巫医并行，神药两解"在较长一段时期内盛行，但是我们要看到其中精神和信仰治疗的积极效果，同时认识到巫医并行是人类社会发展到一定阶段的产物，是人类对自然界认识不足、敬畏自然的共同心理历程。

新中国成立后，党和国家为少数民族传统文化的发展扫清了障碍，壮医药也得到了一个广阔的发展平台。我们应该全面系统地认识和了解壮医药，辩证地看待壮医药发展中的问题，既要看到它积极和成就的一面，也要看到它消极和局限性的一面，大胆实践，去伪存真，扬优弃劣，使壮医药文化更适应社会的发展和满足人民的需要。

二、民间积累的大量宝贵壮医药经验面临失传

壮族人口众多，分布地域广泛，历史上延续了1000多年的"分而治之"

土司制度，使壮族地区分割成一块块或大或小的土司领地，壮族各部落形成了各自为政、互不影响的文化生长格局。壮族地区地形地貌复杂，医疗卫生习俗也各有不同，如桂西北地区山高林密，四季分明，在驱寒祛湿方面积累了以各种药酒和油茶为代表的养生文化；桂东南地区炎热多湿，在降火祛湿方面积累了以凉茶、煲汤和刮痧为代表的养生文化。可以说，壮族民间蕴藏着十分丰富的医药文化宝藏，这些宝藏是壮族人民几千年临床实践经验的积累，由于 20 世纪 90 年代以前没有形成系统的理论，未被典籍所录载，目前挖掘整理这些医药宝藏面临着一些不容忽视的问题。首先是语言障碍，"百越"的族源加上 1000 多年的土司制度使广西成为中国方言种类较多的省区，同为壮族，不同县、乡之间语言无法交流沟通的情况屡见不鲜。许多民间医师只能用方言说出药名或病名，没有相同语言背景的研究人员很难准确地翻译。其次是由于壮族民间医师用的多是家传方子，不愿公开示人，而当前大量年轻人离开乡土，远离了自己的民族文化。随着民间医师这个群体的年岁渐老，大量流传在民间的没有进入医药典籍的孤方、验方、奇方将有可能永远消失，这将是一个历史的遗憾。

三、壮医药文化自身存在的一些问题有待进一步解决

文字是文化得以稳定持续传承的载体，一旦离开了文字，许多传承会发生偏离或断裂。新中国成立以前，壮族历史上没有统一规范的文字，壮医药文化靠口耳相传几千年，这其中难免发生偏离，许多偏方、技法今天我们只能从汉史典籍中窥其一斑，而更多的已湮灭在历史的长河中。今天，我们从民间挖掘、整理的壮医药文化，一方面是真伪难辨，因为许多诊疗方法和药方都还有待进一步研究验证；另一方面是已整理出来的壮医药，毕竟经验的积累还是占较大的比重，其基础理论与临床诊疗之间的作用机理仍是笼统、模糊的，不能以严格的逻辑来推理疾病的内在辩证发展规律。即使是技法丰富、适应证很广的壮医药线点灸、壮医针刺等疗法，仍然表现为一种直接实用的状态。无论是何种医学模式，要生存发展，首先要能够把积累的经验上升为理论，使之具有普遍的指导意义；其次是在理论的指导下采用一定的诊疗方法有效地防病治病。因此，进一步挖掘整理、完善壮医理论体系，使其更有效地指导临床实践，是相当长一段时间内的主要任务。

第二节 壮医药文化传承和发展应遵循的原则

一、尊重壮医药文化变迁的规律

每一种文化都是在历史的塑模下与现实结合的产物。壮医药文化的内涵结构，我们可以用图 12-1 来表示，最外围的是壮医药物质文化，主要包括诊疗和药物采制器皿等；处于中间的是壮医药组织制度文化，主要包括诊疗方法、用药规则以及一些医药卫生习俗；核心是壮医药理论体系。一个成熟的医药文化体系，应是在其核心理论的指导下，以该时代物质条件为基础，以符合时代伦理规范为方法手段的。其核心理论历经数代人的医疗经验积累，具有历史的意义。壮医药文化是一个开放的持续变迁的过程，随着时代的发展，人们对生命科学的认识不断深入，社会伦理观念不断变化以及物质条件的丰富繁荣，壮医药的药用器皿、诊疗行为以及相关的卫生习俗、核心理论等也随之不断变化。一般来说，处于外围的物质层面最易与外界发生反应并且随着外界改变而变化，处在核心位置的理论体系较难发生变化，中间层面的壮医药组织制度文化随着物质层面、时代伦理观念的改变而发生变化。

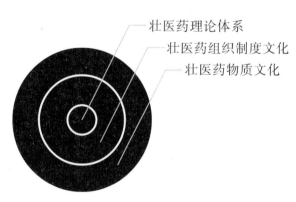

壮医药理论体系
壮医药组织制度文化
壮医药物质文化

图 12-1 壮医药文化的内涵结构图

因此，在壮医药文化传承和发展的过程中，我们要遵从文化发展的规律，在物质文化层面上，尽可能地利用现代社会的成果作为自我完善及发展的手段和条件。中间层面的诊疗方法、用药规则、药物采制方法以及一些医药卫生习俗，则要研究筛选，去伪存真，扬长避短；最核心的理论体系是壮医药的精华和特色所在，对壮医药而言具有普遍意义，是壮医药文化可持续发展的基础，要谨慎辩证，不能轻易动摇。

二、把握壮医药文化发展的方向

在现代科学技术的浪潮下，西方医学以强劲的势头席卷了整个世界，给传统医学发展带来了比历史上任何一次都更强大的冲击。一些观点对民族医药的存在和发展提出了质疑，包括中医药在内的许多民族医学经受了考验。在壮医药的传承和发展问题上，要注意把握方向，防止两种倾向：一是唯心主义思想。古代人们受生产力和认识水平的影响，不能客观地揭示病因病机，把疾病原因归结为超自然的东西，一旦生病就请巫师祭鬼神或驱邪治疗。古代的一些民族医学在历史上曾有过较高的成就，但是因为停留在经验水平层面，没有对病证的机理进行客观地挖掘和分析，依靠主观推断或归于超自然力量，从而走入唯心主义的歧途，最终被其他医学所代替。这种唯心主义思想在很长一段时间内阻碍了壮医药发展。把巫师祭鬼神或驱邪治疗归于唯心思想，今天已有普遍的认识，但是对于另一种形式的唯心主义往往容易忽略，那就是不能正确认识决定和影响疾病的因素，把一些过程或某一方面加以夸大，使之绝对化，造成理论和临床实践的分离。二是虚无主义。表现为否定民族文化传统和历史遗产，甚至认为壮医药文化是虚构的概念，根本否认壮医药文化2000多年的历史和存在，或者以壮医药某一阶段、某一方面的缺陷来否定它的全部，这实质上是西方医学至上主义的一种表现。因此，在壮医药的整理过程中，我们要以保持壮医药的精华和特色为前提，以尊重历史、尊重现实的态度，以严谨的思维，用多学科融合的手段，吸收现代科学技术成果，构建适合壮医药特点的研究方法体系，对壮医药基础理论进行现代诠释，厘清需要重新认识或加以摒弃的部分，构建一个符合时代要求的壮医药文化体系，坚决反对以现代化的名义把壮医药肢解成碎片后粘贴到西方医学体系上。

第三节　壮医药文化传承和发展的方法与途径

一、繁荣壮族传统优秀文化

壮族传统文化是几千年来壮族人民辛勤劳动和努力创造的结果，内容丰富，成就显著。壮族传统文化的优秀代表稻作文化、铜鼓文化、干栏文化、医药文化等，对人类的进步和文明的传播曾产生过巨大的作用。壮医药文化根植于壮族传统文化，是壮族人民日常生活的重要组成部分。随着 21 世纪我国现代化进程的不断加快，壮族人民的生活方式也在悄然发生着变化，壮族传统文化在人们的生活中存在着弱化的倾向，壮医药文化生存的空间受到挤压。优秀壮族传统文化繁荣发展，不仅是民族团结、民族认同的问题，而且也是壮医药文化生存和发展的问题。繁荣发展壮族传统优秀文化，与现代化不是相对立的，现代化是当前人类社会发展的一个共同经历，是发展中国家为了共享人类社会已获得的科学技术成果而经历的一次大的文化变迁而已，其目的是利用现代科学技术提高人们的生活质量，因此现代化是人类社会发展的途径而不是目的。人类生存的环境千差万别，不同的文化类型与不同的环境相适应，保留文化的多元性如同保留地球上物种的多样性一样，对人类而言是十分有必要的。因此，对于壮族人民优秀的精神文化内核，如勤俭和睦、善良宽容、崇尚自然、团结互助、热爱生活的理念，以及体现这些文化内核的习俗、制度、节庆应加以宣传推广，重新构成当代壮族人民的理想追求和社会规范。重视对少数民族文化遗产载体的保护，特别是对于蕴含丰富养生保健内涵的壮族文化特质，如喝油茶、佩戴香囊、端午节洗药浴逛药市等应加以宣传，对刮痧、拔罐等养生保健方法大力推广，使其成为壮族人民保健养生的重要手段。对一些潜在经济价值较大的壮医药文化项目，可通过发展文化产业，将文化优势转化为产业优势。

二、挖掘整理壮医药文化

壮医药文化是否能够较好地传承发展，关键在于它是否能有效地指导人们的医疗实践，为人们的防病治病提供能够推而广之、行之有效的解决方案。因此，在临床实践中进一步证明其疗效，并提高壮医药在医疗卫生体系中的服务能力是壮医药传承和发展的关键。壮医药是我国第一个缺乏文字记载，通过整理形成比较完善的民族医学体系，目前对壮医药的研究尚处于完善和充实阶段。许多诊疗技法、偏方验方有待于我们进一步运用现代科学手段对其进行定性、定量研究，使壮医理论更系统化，临床诊疗更客观化，壮药的生产和使用更加标准化，从而扫除壮医药与现代医疗体系相接轨的障碍，提高壮医药的服务能力。比如，壮医里面最有特色的痧证治疗法。壮族民间有"万病从痧起"之说，民间壮医对痧证的分类十分复杂，达上百种之多。壮医痧证主要从民间口碑中整理，由于言语不通及各家之见，存在着对其概念认识不统一，病证分类不规范，病名概念和内涵模糊，病证特征不明确等问题，阻碍了壮医药的传承和发展。对于临床上常见的热痧、寒痧、蚂蟥痧、红毛痧、标蛇痧等，应对病名的概念和内涵、临床表现和特征、病因病机、辨治规律等进行规范化研究，同时建立痧证临床信息采集资料库，在此基础上不断完善痧证的诊断方法、治则治法，从而建立壮医常见痧证诊断标准，拟定常见痧证规范化诊疗方案。当然，壮医药的规范化研究也不是绝对化的，对于尚未能进入规范化研究或目前尚不能证明其疗效的民间诊疗技能和偏方验方，我们也要谨慎对待，毕竟壮医药文化是经历世代经验积累，一点一滴传下来的，而我们运用现代技术对它进行规范化研究才刚刚起步，更何况医学远比科学技术复杂，现阶段我们应该用科学技术手段来解释、完善壮医药文化，而不是用科学技术手段来约束、肢解壮医药文化。随着未来科学技术的发展以及人们对生命科学的认识不断深入，对壮医药文化可能会有新的研究方法、新的发现和新的认识。

三、发展壮医药文化教育

发展壮医药文化教育应该从以下三个方面开展工作：

1. 提高壮医药文化教育的层次

由于壮族在历史上没有统一的文字，壮医药一直在民间口耳相传，直至20世纪80年代以后，广西中医药大学将壮医药科研成果纳入中医学专业课程体系，从学术讲座、辅修课等教育形式起步，经过30多年的不断总结和提升，现已开展了壮医学本科和硕士研究生层次教育。但当前的教育层次仍然不能满足壮医药事业发展的需要，只有使壮医药教育达到博士生层次，才能更有利于进一步提升壮医药理论研究、临床应用推广、药物研究开发水平，从而使植根于民间的壮医药理论更具完整性、系统性和科学性。

2. 扩大壮医药教育的范围

壮医药教育应不仅局限于院校教育，而且还应包括民间壮医师队伍的建设和医疗卫生机构中的壮医药文化建设。壮医药民间医师是壮医药文化的重要载体，也是壮医药文化繁荣发展的基因。壮医药教育应把民间医师教育纳入壮医药人才队伍管理，不断提高他们的业务水平和业务能力，鼓励民间壮医师以带徒授业等方式，将壮医药文化代代相传。对于成熟的壮医药诊疗技术，应当作为适宜技术在各级医疗机构积极推广。

3. 创新壮医药教育的形式

壮医药教育来源于民间，已经整理进入教材、进入课堂的壮医药文化知识毕竟有限，目前高等学校集中化的培养方式也有一定局限性。因此，壮医药教育更应该侧重于实践教学和田野调查。在师资队伍的建设上，对于确有专长的民间医师应聘请为学校兼职教师，为他们配备高学历徒弟，开展名老壮医药专家学术思想及临床经验的传承研究，加强个人行医经验的师承。同时，高校应招收一定比例的通晓壮族语言或有壮族文化背景的学生，培养本土化人才，有利于民间壮医药的挖掘整理。

参考文献：

[1] 覃主元. 对壮族传统文化的几点反思 [J]，经济与社会发展，2013（12）：144-146.

[2] 付广华. 论新桂系政权的民族同化政策 [J]，桂海论丛，2008，24（5）：74-78.

[3] 庞宇舟，王春玲. 壮医药文化概述 [J]. 中国中医基础医学杂志，2009，15（10）：800-802.

壮医药实物

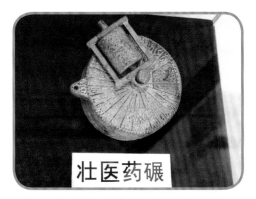

药碾

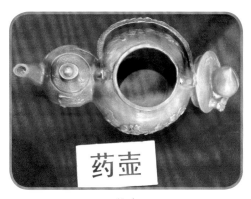

药壶

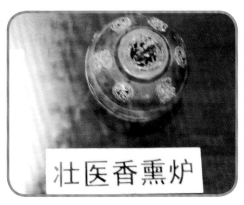

香熏炉

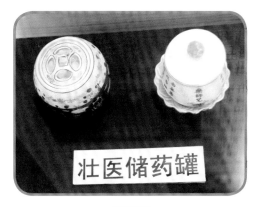

储药罐

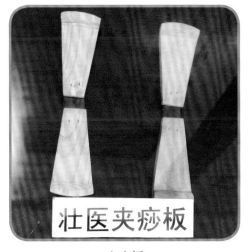

夹痧板

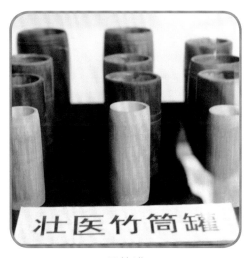

竹筒罐

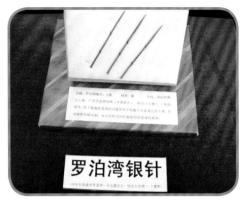

银针

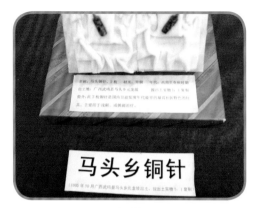

铜针

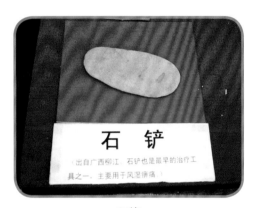

石铲

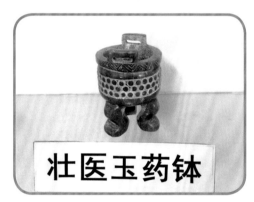

玉药钵

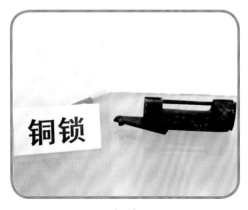

铜锁

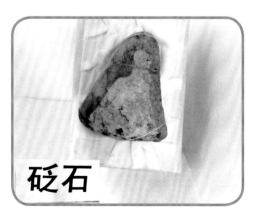

砭石

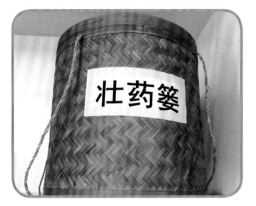

壮药篓

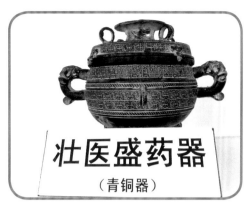

盛药器

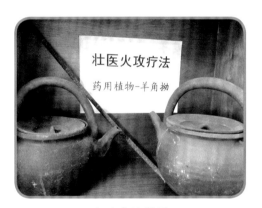

火攻疗法器具

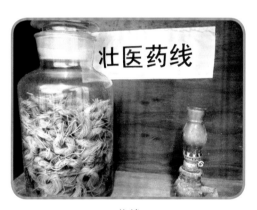

药线

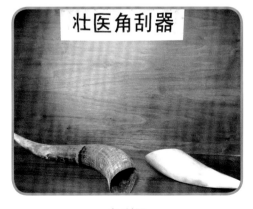

角刮器

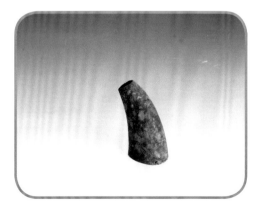

牛角药瓶

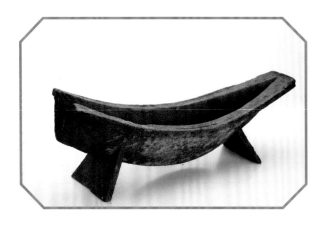

铁制药碾槽（大）

铁制药碾器（小）

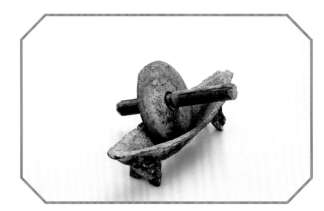

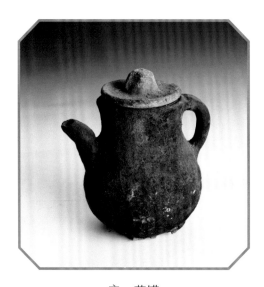

宋·药罐

哲学宗教文化

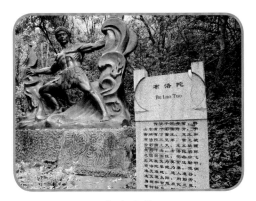

布洛陀像

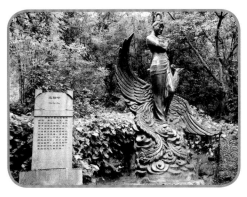

达勒甲像

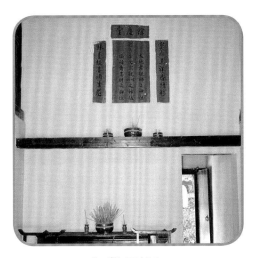

祠堂（局部）

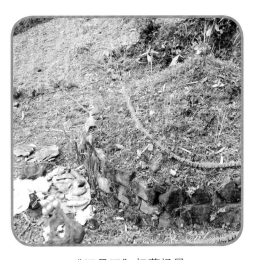

"三月三"扫墓场景

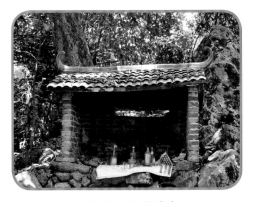

土地公、土地婆庙

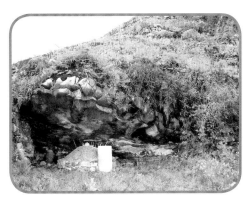

祖坟

稻作文化

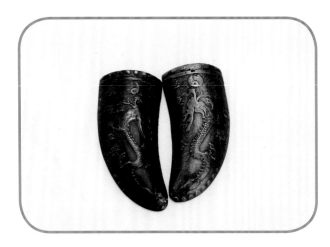

道师公用的铜角

道师公用刀

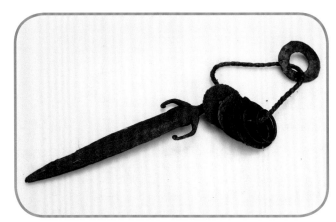

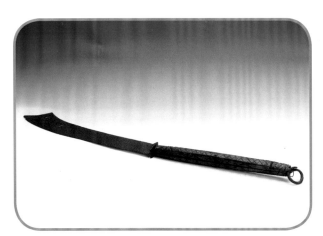

长把砍刀

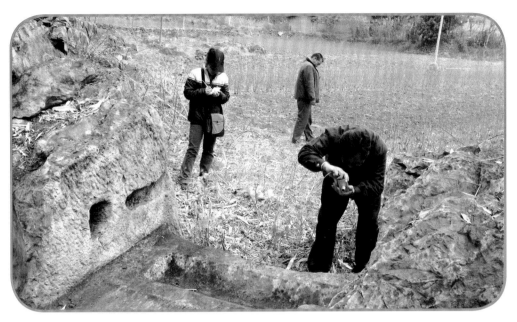

壮族先民因地制宜设置的榨糖作坊遗址考古现场

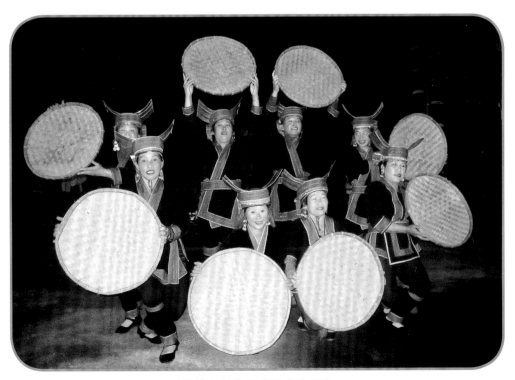

壮族人民表演庆祝丰收歌舞

习俗文化

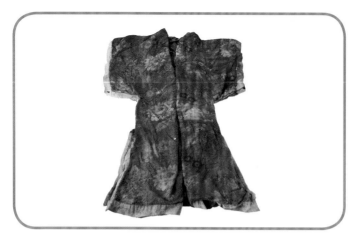

刀工服装

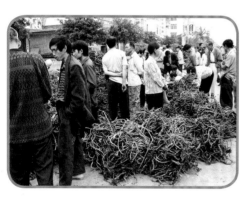

靖西端午药市一角

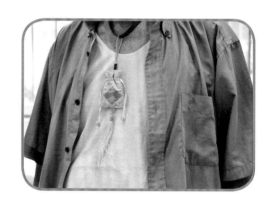

佩药习俗

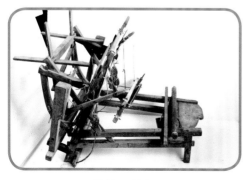

壮锦织锦机

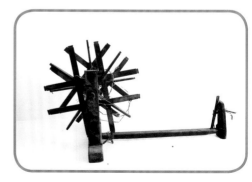

壮锦织锦机

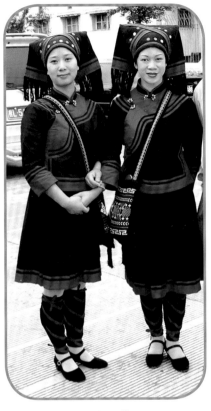

壮族服饰

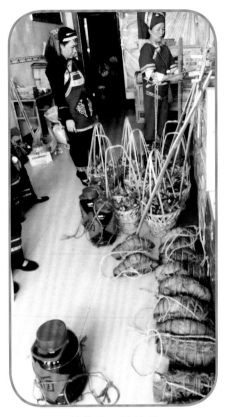

壮族节日的粽子

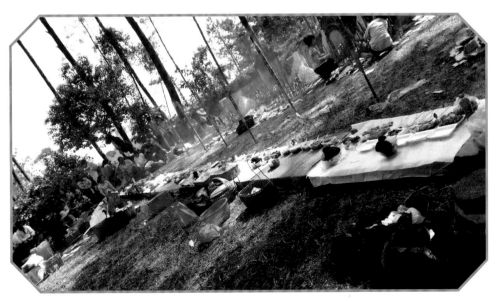

壮族"三月三"祭祖

歌谣文化

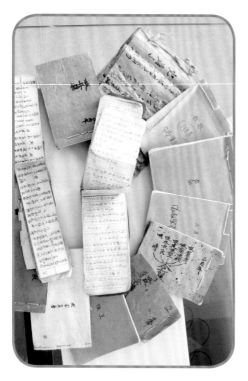

壮族歌谱

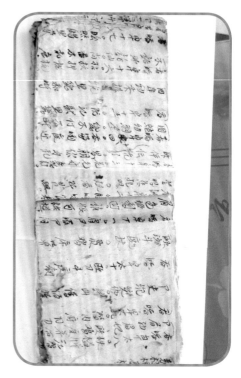

壮族歌词

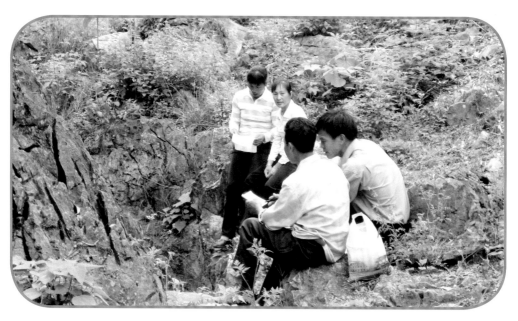

壮族民间相亲对歌

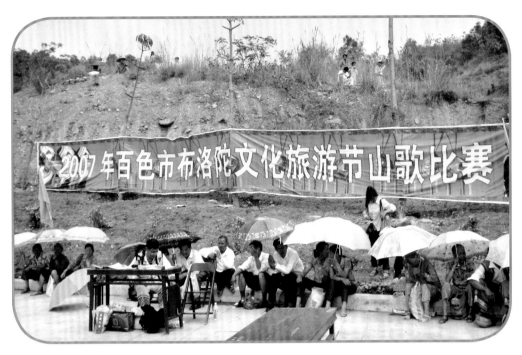

壮族乡村山歌大赛

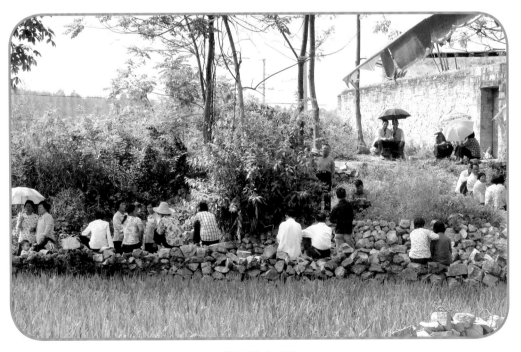

壮族村头对歌

饮食文化

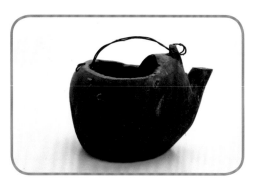

木壶（原名木臼）

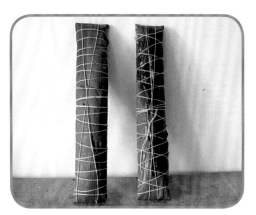

粽子

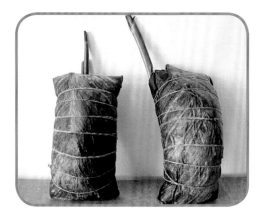

粽子

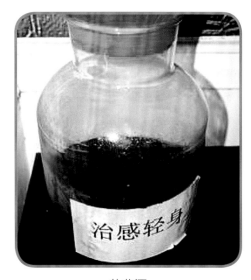

壮药酒

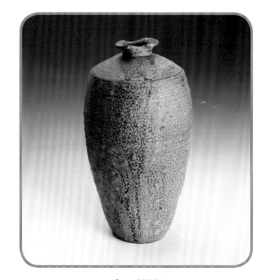

宋·酒瓶

人居文化

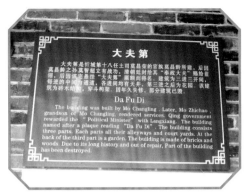

忻城大夫第（局部）

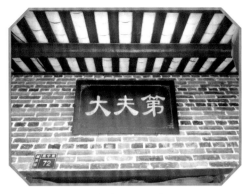

忻城大夫第（局部）

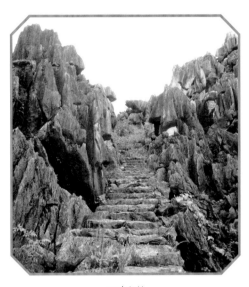

石板道

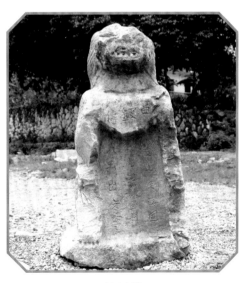

镇村兽

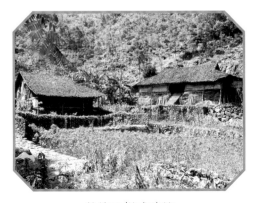

壮族干栏式建筑

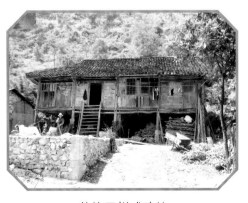

壮族干栏式建筑

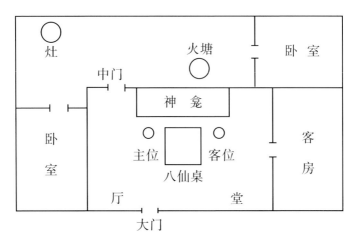

壮族住宅布局

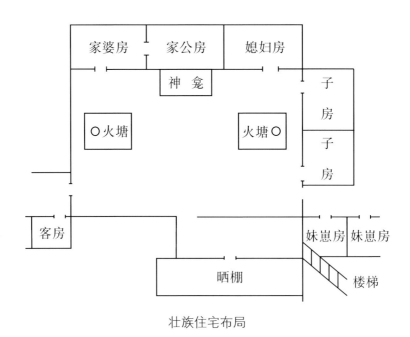

壮族住宅布局

舞蹈体育文化

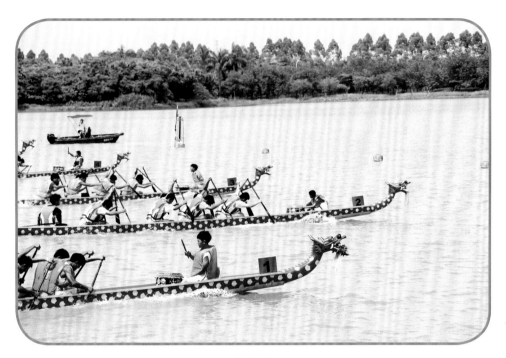

赛龙舟

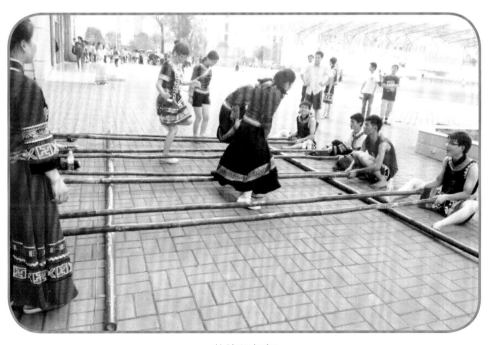

壮族竹杠舞

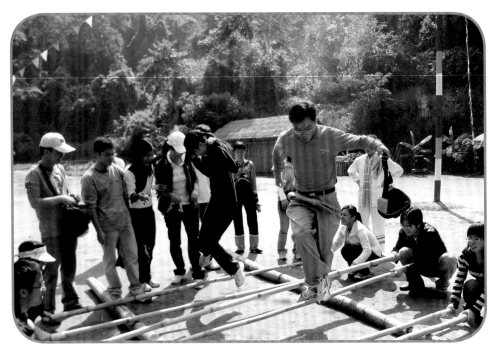

壮族竹杠舞

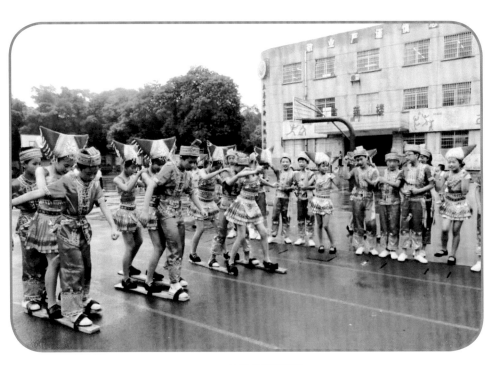

壮族板鞋竞速